NUTRI BEBÊ

Copyright © 2023 by Camila Garcia
Licença exclusiva para publicação cedida à nVersos Editora.
Todos os direitos reservados.

Diretor Editorial e de Arte: Julio César Batista
Produção Editorial: Carlos Renato
Preparação: Rafaella A. de Vasconcellos
Revisão: Amanda Moura
Fotografia: c.r.
Capa: Elle Fortunato
Projeto Gráfico e Editoração Eletrônica: Juliana Siberi

Dados Internacionais de Catalogação na Publicação (CIP)
(Câmara Brasileira do Livro, SP, Brasil)

Garcia, Camila
Nutri bebê: introdução alimentar descomplicada para pais cuidadosos /Camila Garcia. - São Paulo, SP: nVersos Editora Ltda, 2023.
ISBN 978-65-87638-86-7
1. Alimentação infantil 2. Bebês - Nutrição
3. Nutrição I. Título.

23-152067   CDD-613.2

Índices para catálogo sistemático:
1. Bebês : Alimentação saudável : Nutrição : Promoção da saúde 613.2
Tábata Alves da Silva - Bibliotecária - CRB-8/9253

1ª Edição, 2023
Esta obra contempla o Acordo Ortográfico da Língua Portuguesa
Impresso no Brasil – *Printed in Brazil*
nVersos Editora
Rua Cabo Eduardo Alegre, 36 – CEP 01257-060 – São Paulo – SP
Tel.: 11 3995-5617
www.nversos.com.br
nversos@nversos.com.br

CAMILA GARCIA

NUTRI BEBÊ

Introdução alimentar descomplicada para pais cuidadosos

Ilustrações
Juliana Siberi

nVersos

Para os meus pais, Fernanda, Guilherme e João que não mediram esforços para a minha formação profissional, sem a qual eu não estaria aqui.

Ao meu marido Rafael, que foi o principal incentivador da minha carreira. Que sempre me admira e confia em mim, em nosso trabalho e na família que construímos juntos.

Sem dúvida, aos meus filhos, Júlia e Joaquim, que me ensinam todos os dias sobre amor e educação.

E para você, que confia no meu trabalho, e que, assim como eu, quer o melhor para o seu filho.

SUMÁRIO

Parte 1: Preparando-se para a introdução alimentar...9

Conhecendo a introdução alimentar..........................11

A importância da família na introdução alimentar....25

Será que o seu filho está pronto para começar a introdução alimentar?....................39

Métodos para a introdução alimentar........................53

Adaptação do intestino..67

A importância da rotina e da disciplina.....................75

Parte 2: Dicas práticas para economizar o seu tempo...89

O passo a passo dos primeiros alimentos.................91

Mudando a textura dos alimentos.............................99

Higiene e armazenamento dos alimentos..............103

Principais erros...107

Parte 3: Bebê crescendo saudável e feliz.....................123

Mudanças comportamentais...................................125

Quando começar o café da manhã?........................133

Bibliografia..143

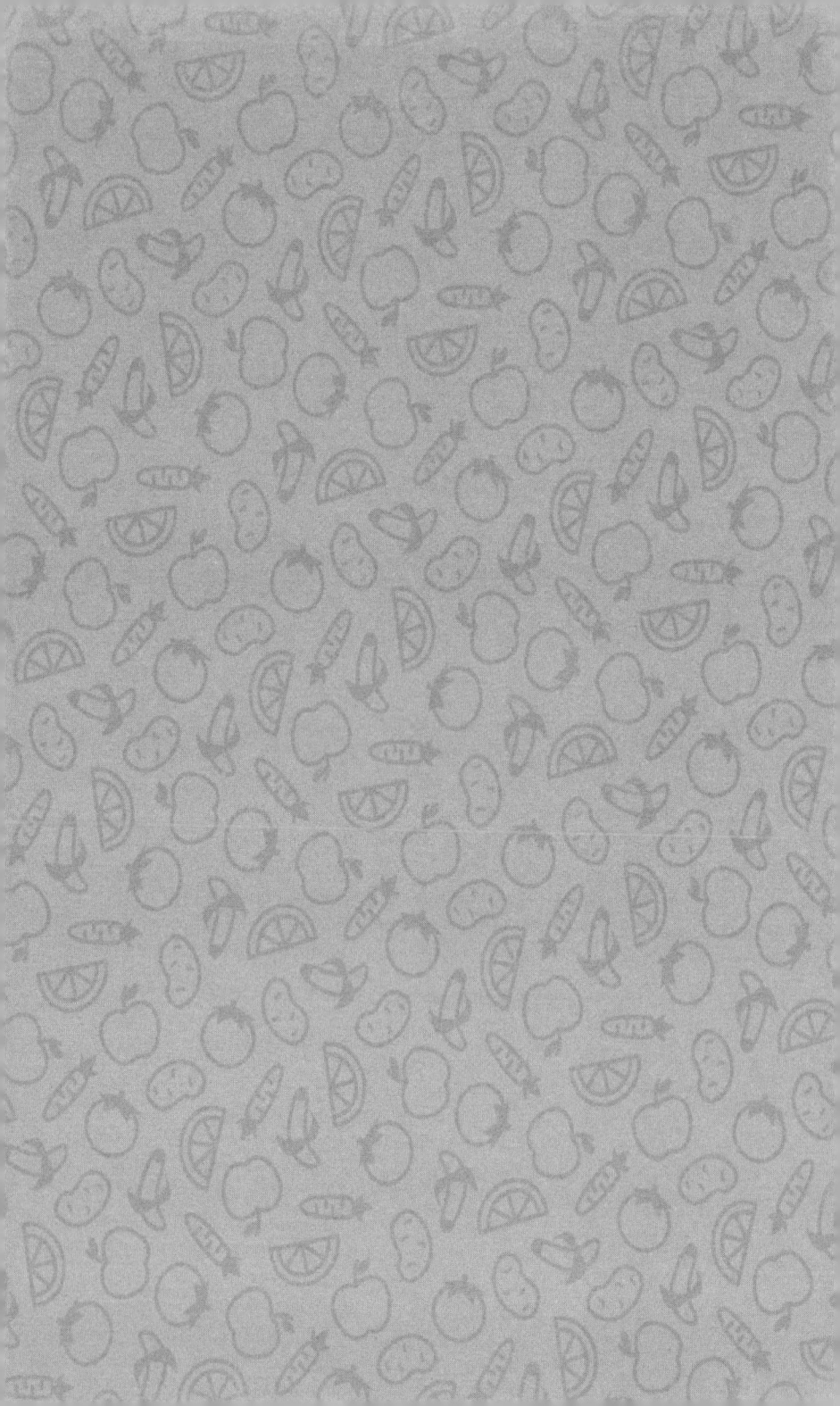

PARTE 1

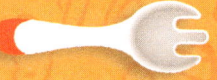

PREPARANDO-SE PARA A INTRODUÇÃO ALIMENTAR

1

CONHECENDO A INTRODUÇÃO ALIMENTAR

"A introdução alimentar não é um mundo mágico! Ela faz parte do mundo real e você precisa conhecer a teoria antes de partir para a prática com o seu mini ser humano."

Este não é apenas mais um material sobre introdução alimentar; eu lhe garanto que aqui você não encontrará conceitos e dicas mirabolantes de como realizar essa transição tão importante para você e, principalmente, para o seu bebê. Sei exatamente qual é a maior dificuldade que os pais encontram nessa fase e quero, de maneira didática e prazerosa, apresentar o método de minha autoria.

Mas, antes de iniciarmos, deixe-me fazer uma pergunta: Afinal, você sabe o que é introdução alimentar? Se sua resposta foi um belo "não", deixe-me explicar: a introdução alimentar é uma fase que marca a transição do leite (seja materno ou não) para a oferta de novos alimentos ao bebê, é o período em que ele vai aprender a comer, lembrando sempre que tal oferta será um complemento e não um substituto do leite materno, sendo este incentivado até os dois anos de idade ou mais.

Trata-se de um momento de transição e, como em qualquer processo de mudança, precisamos de tempo para adaptação ao novo, e com o seu bebê não seria diferente!

A criança necessita desse "intervalinho" para aprender a comer, assim como quando ela começou a sentar, engatinhar, segurar objetos, descobrir as mãozinhas etc. Em todas as etapas do desenvolvimento, ela seguia seu próprio ritmo. Vale salientar aqui a importância de respeitar o processo individual de cada uma. Cada bebê precisa do seu tempo para aprender a comer.

O principal objetivo da introdução alimentar (IA) é o aprendizado que o bebê terá durante essa transição. É aqui que começará a trajetória do pequeno que bebia apenas leite e passará a comer comida sólida. Ah, e outra informação importante: essa é uma ótima oportunidade de criar hábitos saudáveis que se estenderão durante toda a vida do seu filho.

Durante essa fase de aprendizagem, é necessário expor ao máximo o pequeno aos alimentos. Já ouvi algumas mães dizerem: "Camila, meu filho só aceita bem 'tal comida', para as outras ele sequer olha." Então, quando questiono como foi a fase de exposição aos outros alimentos, elas simplesmente dizem que, durante o processo de introdução alimentar, eles ainda não faziam parte da mesa da família.

Essa é uma fase em que o importante é *conhecer* os alimentos; por isso, se ocorrer restrição ou apresentação de uma variedade pequena, automaticamente a criança é "treinada" a comer somente o que lhe foi exibido.

> Quanto mais o bebê for exposto aos inúmeros alimentos que existem, maiores são as chances de ele ter uma alimentação variada e saudável no futuro.

QUALIDADE X QUANTIDADE

Nessa fase, você deve se preocupar com a *qualidade* e não com a *quantidade*. Isso porque a última será guiada pelo bebê ao longo do processo, já a primeira será responsabilidade sua. Será você quem escolherá o que pôr à mesa e também quem organizará uma seleção variada de alimentos a serem apresentados. A qualidade será guiada por você.

> A qualidade é guiada pelos pais enquanto a quantidade é guiada pelo bebê.

Toda criança nasce com essa autorregulação da quantidade de comida necessária para se sentir satisfeita, por isso ela sabe o quanto lhe é suficiente. Da mesma forma acontece na amamentação. Desde o nascimento, o bebê come de acordo com a sua fome. Nas mamadas, por exemplo, ele larga o peito ou a mamadeira assim que se sente satisfeito, independentemente do tempo transcorrido. Nesse momento, nada de se preocupar com a quantidade.

É muito importante respeitar tal característica do bebê, principalmente nesse processo de aprendizado. Se ele aceitar somente uma colherzinha e não quiser mais, não tem problema. Não force e simplesmente atente aos sinais de saciedade que ele emite. E não se preocupe. Ao longo do livro falaremos sobre como aprender a identificar e, sobretudo, respeitar os sinais emitidos por seu filho.

Outro ponto essencial nesse processo de introdução alimentar é que você também deverá estar preparada para essa mudança; encare-a de maneira tranquila, paciente e confiante, pois assim o bebê entenderá que você sabe o que está fazendo e a aceitação dos alimentos será melhor.

Ele precisa de segurança para conseguir comer, algo que buscará nos pais. Desse modo, é necessário que você não demonstre frustração, insegurança ou medo, porque esses sentimentos são transmitidos para o bebê mesmo que inconscientemente. Caso ele sinta essa insegurança, possivelmente não terá vontade de se alimentar.

Em meus atendimentos, muitos pais relatam situações de nervosismo, mas geralmente a narrativa por eles contada é a de que "na frente da criança permanecem sorrindo, mas quando se afastam, começam a chorar". Você acha mesmo que o seu filho não sente a sua insegurança? As crianças sentem quando os pais não estão bem.

> Transmita segurança e confiança para seu bebê.

Este livro servirá como um guia, por meio dele você vai adquirir conhecimento para iniciar uma excepcional introdução alimentar com seu bebê. Além disso, desenvolverá segurança e confiança de que estará fazendo o que é certo: *criando bons hábitos na sua casa, à mesa, com o seu filho.*

Alguns pais me procuram desesperados, dizendo: "Camila, meu filho já está com sete meses e ainda não come nada, o que eu faço?" Respondo: "Como assim, já? Na verdade, ele ainda tem sete meses e está no momento certo para iniciar essa transição. Calma."

É muito comum que as crianças não aceitem nas primeiras tentativas, afinal, é tudo muito novo. Pensa comigo: um dia o bebê estava recebendo apenas leite quentinho, sem se preocupar com mais nada e, no dia seguinte, ele se depara com uma nova dinâmica de cores, texturas e sabores diferentes. Sem contar que agora precisará fazer um esforço a mais, que é realizar a mastigação e lidar com alimentos e temperaturas diferentes dentro da boca. É muita novidade, concorda?

Pode ser assustador, intrigante, interessante, e cada um terá uma reação ao se deparar com o novo. Por isso, reforço que a *paciência e a persistência são a base para uma introdução alimentar de qualidade.*

Muitas vezes, não será no primeiro dia, na primeira semana nem no primeiro mês que o seu bebê irá comer. É importante que entenda essa fase e acalme o seu coração. É muita novidade e aprendizado de uma só vez; sendo assim, essa dificuldade é natural.

Aqui em casa, por exemplo, foi muito tranquila a aceitação da Júlia, mas o Joaquim demorou mais de três meses para ele realmente começar a comer.

Tranquilize suas emoções e expectativas. Continue expondo e oferecendo variedades dia após dia. Seu filho é como uma página em branco: não conhece nada e você é o responsável por iniciar essa parte da história. *Você irá moldar a alimentação dele para a vida toda.*

A ALIMENTAÇÃO QUE O SEU FILHO TERÁ NO FUTURO SERÁ DEFINIDA DURANTE A INTRODUÇÃO ALIMENTAR

É exatamente nisso que você precisa pensar agora, pois tudo o que fizer ao longo dessa primeira fase irá refletir nos anos seguintes. Você tem a opção de tornar o seu filho uma criança saudável, prevenindo a obesidade, hipertensão, colesterol alto e muitas outras doenças. Porém, infelizmente, o que se hoje, de maneira geral, é o oposto disso.

Atualmente, vemos muitas crianças com doenças que antes eram tidas como "doenças de adultos". Elas estão cada vez mais presentes e na sua grande maioria tem sido ocasionadas graças à má alimentação por consequência de uma introdução alimentar incorreta.

Pensando também nesse aumento de casos de crianças com tais enfermidades, resolvi escrever esse guia para lhe ajudar a fazer o certo. Não se preocupe: se o seu bebê tiver uma introdução alimentar adequada e for apresentado a uma grande variedade de alimentos, ele levará isso para o resto da vida e será um adulto saudável, que se relaciona bem com a comida.

Para entender melhor o processo, vamos falar de fases da criança, e a primeira infância é cheia delas! A fase da introdução alimentar se inicia teoricamente por volta dos seis meses e se prolonga até os dois anos de idade. A primeira etapa, dos seis meses até um ano, é puro aprendizado! Se a criança não comer, o leite continuará sendo ofertado e dará o suporte nutricional necessário.

Na fase seguinte, de um até os dois anos, ela ainda está no processo de aprendizagem, por isso não é correto afirmar que a criança come ou não determinados alimentos, já que ainda está sendo exposta a eles para então formar o seu paladar (tudo isso com o auxílio dos pais). Sendo assim, o foco de uma alimentação correta nessa primeira infância é criar hábitos para que a criança possa levá-los para a fase adulta. Garantindo então um bom crescimento e desenvolvimento, tornando-os livres de doenças, aprimorando o prazer de sentarem-se à mesa e comerem a quantidade que desejam, entrando em contato com uma grande variedade de alimentos. Enfim, com essa prática você estará oferecendo ao seu filho um relacionamento saudável com a comida.

Outro ponto importante é não generalizar um grupo inteiro de alimentos só porque o seu filho não come um pertencente àquele grupo, como, por exemplo, afirmar que uma criança "não gosta de frutas" pelo fato de ainda não gostar ou não comer uma em específico.

Por isso, quanto mais alimentos forem apresentados e quanto mais a criança for ensinada e tiver esse contato, mais ela vai "aprender a comer".

> Alimentação é educação. Precisamos ensinar os nossos filhos a comer.

Eles não nascem sabendo o que é bom ou ruim, tampouco com vícios. Tudo é aprendizado! Os pais precisam se doar nessa fase que vai até os dois anos, criar bons hábitos e isso pode implicar mudança de comportamento dos cuidadores, portanto seja o exemplo!

AJUSTANDO AS EXPECTATIVAS DOS PAIS

É bem verdade que todos nós nutrimos uma certa ansiedade nesse comecinho da transição. Alguns inclusive querem acelerar o processo, iniciando-o antes do tempo. Antes de iniciar a IA, alguns pais criam uma expectativa muito alta e quando os dias não caminham de acordo com o que tinham em mente, o sentimento se transforma em frustração.

É exatamente sobre isso que quero falar com você. É fundamental aprender a ajustar as suas expectativas para evitar tais frustrações, porque nunca é do jeito que havíamos imaginado. Por mais que o seu filho aceite a introdução alimentar de primeira, o que não é muito comum de acontecer, pode ocorrer de alguns alimentos não o agradarem tão facilmente devido à textura ou temperatura, por exemplo.

> **Se você fantasiar em torno da introdução alimentar, provavelmente se frustrará.**

E normalmente será porque o bebê não está comendo. Os pais acabam se sentindo culpados e frustrados, se perguntado onde erraram, como podem melhorar, ou se o problema é a comida que não está gostosa. Não caia nessa armadilha. Isso está acontecendo simplesmente porque o bebê ainda está aprendendo a comer. É tudo novidade e ele precisa de um tempo para se adaptar a essa nova fase.

A melhor maneira de ajustar as nossas expectativas enquanto pais é respeitando esse tempo de adaptação e aprendizagem do nosso filho, bem como ser sensível à nova fase e, principalmente, não nos entregar à ansiedade nesse primeiro momento.

Tenho muitas pacientes e alunas que ainda não começaram a introdução alimentar e, por mais que eu fale abertamente sobre tal sentimento que pode ocorrer nessa fase, quando chega o momento da transição, elas acabam, na maioria das vezes, se frustrando, mesmo com a carga teórica já compreendida.

Comigo não é diferente! Por mais que eu seja nutricionista, a minha mente de mãe em alguns momentos pensa: "Poxa, não comeu tudo o que eu fiz! Será que não gostou? Ah, certeza que não gosta desse alimento!" *Fuja dessas narrativas criadas por pensamentos que sabotam a nossa persistência.* A verdade é que o bebê está se adaptando às mudanças. É tudo novidade para ele e para nós!

Seu filho passou toda a fase inicial da vida se alimentando de uma única maneira, sugando o seu leite diariamente e, de um dia para o outro, ele é apresentado a uma infinidade de alimentos com texturas, cores e temperaturas distintas. Mantenha a calma e vá devagar nesse momento.

No início da introdução alimentar é comum os pais, cuidadores, avós e as pessoas próximas da criança ficarem ansiosos e, se as emoções falarem mais alto, essa fundamental etapa possivelmente será introduzida de forma incorreta.

Portanto, é de suma importância entender que alimentação não é apenas colocar a comida na boca, mastigá-la e engoli-la. Vai muito além disso. Ela envolve todo o ambiente no qual a criança está inserida e é por isso que nós interferimos tanto na aceitação dessa alimentação, uma vez que transmitimos, mesmo que inconscientemente, todos os nossos sentimentos de medo, insegurança, angústia e frustração para o bebê no momento da refeição.

Ei, mãe, pai, vó: acalmem o coração.

Caso você ainda não tenha começado a introdução alimentar, espere o tempo deles. Aguarde todos os sinais de prontidão que o seu bebê dará. Não se preocupe, vamos apresentar cada um deles ao longo do livro. Mas, se você já a iniciou, tenha paciência se ele não comeu ainda ou se já comeu e parou de fazê-lo sem motivo aparente algum. Não adianta se desesperar agora, não é mesmo?

Uma das dicas mais valiosas que dou aos pais que me procuram é: *cuide de você primeiro para então cuidar do seu filho.* Isso mesmo! Nós, enquanto pais, precisamos aprender a cuidar dos nossos sentimentos e expectativas para então reproduzi-los em nossos filhos.

Lembre-se de que essa fase é um grande processo de crescimento e desenvolvimento para a criança. Ela merece esse tempo de aprendizado. E talvez você esteja se perguntando: "Mas de quanto tempo ela precisa para aprender?" Não há regra. Cada criança tem o seu próprio ritmo. Você precisa respeitar e reconhecer o momento dela – e não existe ninguém no mundo com capacidade maior de realizar essa tarefa do que você, mãe ou pai.

> Alimentação também é sentimento.

Para finalizar esse capítulo, quero deixar claro que a introdução alimentar dá trabalho, sim.

Afinal, estamos falando da educação dos nossos filhos e não há como fazer de qualquer jeito. Mas é possível transformá-la em momentos prazerosos e familiares. Não tenho dúvidas de que serão, porque você está dando o seu melhor.

Embora saibamos que dá trabalho fazer do jeito certo, fazer da forma errada também dará; além do mais, ainda lhe trará arrependimentos lá na frente. Então, que tal acertar desde o início e poupar mais trabalho no futuro?

Abra o seu coração!

2

A IMPORTÂNCIA DA FAMÍLIA NA INTRODUÇÃO ALIMENTAR

Agora que você já sabe o que é a introdução alimentar e tudo o que a envolve, chegou o momento de entender o papel da família nesse processo de aprendizagem do seu filho.

Talvez você esteja se perguntando: "Como assim, a família inteira participa desse processo?" Sim, é isso mesmo. Se o exemplo é a maior fonte de aprendizagem em qualquer área da vida, com a alimentação não poderia ser diferente, não é mesmo? Para ensinar os nossos filhos a comerem bem, é importante que a família seja um exemplo.

Pense comigo: se a família não tem o hábito de consumir comidas saudáveis, frutas, verduras, como a criança irá se interessar por tais alimentos? Geralmente, a criança não faz o que você fala, ela faz o que você faz!

> **A criança é estimulada visualmente — você é o espelho dela.**

Você pode até falar várias vezes por dia: "Come uma fruta, meu filho." Contudo, se ele não lhe observar em nenhum momento se alimentando de frutas, dificilmente dará ouvidos ao que está dizendo. É verdade que, lá no início da IA, com o bebê ainda na fase de aprendizado, podemos até conseguir com que ele coma, mas com o tempo ele observará que é o único que está comendo e, consequentemente, irá parando aos poucos, preferindo se alimentar com o mesmo alimento que a família.

Dessa forma, é importante que toda a família tenha os mesmos hábitos alimentares e que esses sejam a base de uma alimentação saudável, porque o rumo da criança é o rumo da casa, e não apenas no quesito alimentar, mas também em comportamentos.

> **A criança se molda ao ambiente onde vive.**

Fica cada vez mais difícil uma criança ingerir o que a família não come em casa. Logo, é muito importante que todos tenham uma alimentação saudável e diversificada, e se esforcem para isso, pois todos os que convivem com ela são responsáveis por sua formação.

Um fator crucial é que, no momento da refeição, todos estejam juntos à mesa. Assim, a criança consegue visualizar que aquele é um momento agradável e familiar, e seus hábitos alimentares poderão ser moldados aos mais saudáveis possíveis. Ao ver o exemplo do grupo comendo brócolis ou cenoura, não será necessário pedir para que coma esses alimentos, pois isso se dará de forma natural.

Além disso, é um momento delicioso em que seus entes queridos estão reunidos e fará com que ela sinta prazer de estar ali. Essas ocasiões fazem parte da alimentação e é preciso estar atento a isso, já que o ambiente interfere *sim* nesse processo. Se todos estão nervosos, ansiosos, com muita expectativa em cima do bebê, pressionando-o a comer, ele não vai aceitar bem nenhum alimento.

A alimentação está totalmente relacionada com a educação à mesa. Quando temos um lar harmonioso, a aceitação dos alimentos é favorecida. Muitas vezes, a criança pode até estar com fome e gostar da comida, mas se o ambiente em que está inserida não colabora, ela recusará.

A partir de agora, olhe em volta, observe a sua casa, esse ambiente em que a criança que vai começar a introdução alimentar está, ou a que já está comendo, perceba o que pode ser feito e melhorado para que ela se sinta mais segura e tranquila.

Não demore a realizar essa avaliação. Ela é muito importante! Os hábitos alimentares do seu filho dependem da sua ação imediata!

A ALIMENTAÇÃO VAI ALÉM DO "PRATINHO"

Olhe além! É através da casa e da família que a criança vai aprender a desenvolver muitas áreas de sua vida, inclusive a alimentação. E se, por acaso, a sua família não tem hábitos saudáveis, não se deixe levar pela tentação de dizer que não consegue voltar ao passado ou inserir novos hábitos hoje, *pois sempre dá tempo de aprender*!

Caso tenha descoberto essas dicas somente agora e tenha uma criança com dois anos ou mais, não se preocupe. (Re)comece aos poucos e com o tempo verá que, ao somar *constância e persistência*, os hábitos serão mudados e haverá um período para todos da casa aprenderem e construírem novas práticas alimentares.

> Ter uma criança em casa nos mostra como é importante criar uma boa relação com os alimentos.

Vou compartilhar com você um exemplo que vivi na minha casa: o meu esposo tinha pavor de brócolis e ervilha, e hoje, alguns dos principais alimentos que a nossa filha Juju mais gosta são brócolis e ervilha. Meu esposo foi se habituando a esses alimentos e atualmente os come. Claro que não são os favoritos dele, mas ele se esforça porque observa como a Juju gosta dos momentos partilhados em família. Ela fica muito feliz ao reparar que o pai está comendo a mesma coisa que ela.

Mesmo já estando na vida adulta, meu marido se esforçou e conseguiu construir esse novo hábito alimentar. Portanto, quando a gente quer, a gente consegue. Claro que não é de um dia para o outro, mas, ao notarmos que a boa relação dos nossos filhos com os alimentos depende de nós, a realidade se torna mais leve para fazermos esforços que estão ao nosso alcance.

Antes da Júlia, por exemplo, nós não tínhamos o hábito de jantar juntos em um determinado horário; porém, para que pudéssemos incentivá-la a comer, passamos a fazê-lo. Atualmente, é um dos nossos hábitos mais prazerosos e saudáveis.

Tome a minha pequena história como um incentivo e comece a se perguntar: "O bebê já vai começar a comer, o que posso melhorar na minha casa? O que deverá comer que nós ainda não temos o costume? Por que não comprar mais frutas ao invés de bolachas?"

Se o momento da alimentação for algo prazeroso, em que todos se esforçam para mudar seus hábitos, você verá que ocorrerá naturalmente e de maneira leve. Em breve, o grupo inteiro apreciará mudar seus hábitos.

OS PALPITEIROS DE PLANTÃO

Tenho certeza de que, se você é mãe, já se deparou com algum palpiteiro de plantão. Acertei? Eles estão por todos os lados! E sim, existe um assunto preferido sobre o qual palpitar: a maternidade.

Os palpites vêm e vão. É como se fosse algo natural na nossa sociedade. No entanto, o problema ocorre quando vem acompanhado por frases feitas e que prejudicam o caminho que resolvemos trilhar junto ao nosso filho.

Por incrível que pareça, esses palpites surgem de todos os lados e, infelizmente, as opiniões não se restringem apenas a uma área da vida do bebê. Vão desde o parto até a forma como o bebê deve ser vestido. Você já deve ter escutado pelo menos uma das seguintes frases: "Dê a chupeta para ele parar de chorar"; "Coloque de tal forma para dormir"; "Esse menino está com fome, dê a mamadeira"; "O seu leite é fraco". E por aí vai, pois os palpites são infinitos.

Falando como nutricionista e mãe, acredito que a pior área para se receber palpites é a alimentação. A fase da introdução alimentar por si já é cheia de inseguranças, medo, escassez de informações e, para piorar, uma enxurrada de sugestões. Somando tudo isso à falta de experiência dos pais, torna-se um prato cheio de receios, sem saber o que é certo ou errado, e ainda pode prejudicar seriamente o primeiro contato do bebê com os alimentos.

Tem também o outro lado, que é quando os pais se informam, buscam orientação adequada, compreendem o que pode ou não ser feito na IA, mas surge a avó, ou a tia ou até mesmo a vizinha e insistem em um suposto método melhor. E depois de muita insistência, os pais não aguentam a pressão e acabam cedendo. Isso também pode prejudicar e muito o processo de introdução alimentar.

Esse tipo de coisa não acontece somente na sua casa. Como afirmei anteriormente, os palpites são praticamente um membro adicional nas famílias brasileiras. Na minha casa, mesmo eu sendo nutricionista infantil, recebo palpites, sofro *bullying*, fazem brincadeiras e "zoação" comigo, me provocam mesmo. Seja um familiar ou amigo. Eu tento levar essas situações de uma forma mais tranquila, às vezes, entro na brincadeira, mas, claro, não incluo os palpites no cardápio. É importante encarar com serenidade, senão corremos o risco de até adoecer.

Apesar do *boom* de informações que temos nos dias de hoje, muitas pessoas não estão atualizadas e, infelizmente, alguns profissionais da saúde também fazem parte desta lista. Com isso, os pais sofrem por causa da diversidade de informações, pois o pediatra tem uma opinião, a mãe tem outra, a sogra, outra, a blogueira que a mãe segue tem uma quarta opinião, e assim por diante.

É importante que os pais busquem informações de qualidade, atualizadas e embasadas cientificamente. Não se pode negligenciar um dos momentos mais importantes da formação da criança.

> Com a leitura desse livro, você vai conseguir tudo isso em um único lugar! Como costumo dizer: "Pode colocar a culpa em mim".

Sabe aquele dia em que a sogra quer dar mel para o bebê antes de um ano? Pode falar que ele já tem uma nutricionista e que ela não liberou esse alimento ainda; aproveite para explicar com os seus melhores argumentos, porque assim ficará mais fácil para ela entender. Sabe aquelas crenças antigas, que estão enraizadas na sociedade de anos e anos atrás? Se conversarmos com os nossos pais ou avós, poderemos notar que a realidade da época deles era totalmente diferente da que vivemos agora.

As antigas propagandas de leite condensado, por exemplo, que era muito utilizado na alimentação das crianças, ou mesmo os sucos, recomendados a partir dos três ou quatro meses para as crianças engordarem, eram compreensíveis naquela época – é só observar o contexto em que elas viviam. No período em questão, havia um alto nível de desnutrição infantil no país e no mundo. Hoje em dia, nota-se o contrário, ou seja: o crescente número de crianças obesas.

Por esse motivo, precisamos ensinar aos mais velhos e explicar sobre essas mudanças, para que a sabedoria antiga seja reestruturada na sociedade. Sugiro que apresente os capítulos desse livro com os temas específicos para que as pessoas próximas ao bebê adquiram o aprendizado junto com você. Explique que tudo tem suas consequências e começar introduzindo alimentos de forma errônea para a criança poderá prejudicar sua saúde durante anos, fazendo dela uma pessoa seletiva e com vícios a longo prazo.

Ensinar o porquê das coisas dá trabalho, mas posso lhe garantir que vai valer a pena, pois eles entenderão. Com o tempo, perceberão que as coisas mudaram e não vão querer que a criança que tanto amam se torne uma pessoa obesa, hipertensa e com diabetes, não é mesmo?

> Acredito que, se esse livro chamou sua atenção, é porque você pensa diferente e não quer ceder aos palpiteiros de plantão.

As mudanças não acontecem de um dia para o outro. Minha avó, por exemplo, não entendia de jeito nenhum, mesmo explicando. Porém, não cedi aos palpites dela e nem desisti de ensinar o porquê da educação alimentar que tínhamos em casa. Hoje, ela já compreende e até repassa o hábito às amigas com a mesma paciência que tive. E mais: ela acha o máximo toda a mudança e evolução que refletiu na vida dos bisnetos dela, que hoje se alimentam muito bem.

Não é só na sua casa que acontecem os palpites, por isso não desista! Jamais troque a informação atualizada de profissionais confiáveis por algo que viu na internet. Aos poucos, você vai adquirindo informação nova, a sementinha vai sendo plantada e as mudanças vão acontecendo, um dia de cada vez.

Você faz parte do meu time no esforço para conseguirmos mudar os pensamentos, arrancar da sociedade as informações desatualizadas e criar juntos crianças que se alimentam bem e com qualidade.

OS PAIS PRECISAM VOLTAR AO TRABALHO

E agora? Pais de volta ao trabalho e o bebê precisará ir para a creche. Antes de tudo: não se culpe por ter que voltar ao trabalho, está bem?

Infelizmente, no Brasil, a licença-maternidade é curta, então o retorno precoce ao trabalho acontece, faz parte. Mas precisamos observar o que podemos fazer diante desse cenário.

Vou expor duas opções diante de uma situação muito comum, talvez isso possa estar acontecendo na sua casa, assim você saberá como agir de acordo com a sua realidade.

A situação: a mãe vai voltar ao trabalho, o bebê não tem seis meses ainda e também não apresenta nenhum sinal de prontidão.

Opção 1: *Não vamos começar a IA*. A mãe volta ao trabalho e o bebê continuará a alimentação com leite materno ordenhado e ofertado.

A mãe volta ao trabalho, mas se dedica a tirar o leite para armazenar e ser dado ao filho. Afinal, ele ainda não está preparado para começar a comer, nem você, ou a situação poderá mudar isso. Nos próximos capítulos, ensino como ordenhar, congelar e armazenar o leite para lhe ajudar nessa fase. Em breve, seu bebê poderá começar a introdução alimentar.

Opção 2: *Não vamos começar a IA. A mãe volta ao trabalho e o bebê continua a alimentação com a fórmula.*

Se, por alguma razão, você não conseguiu ou escolheu não amamentar, não se preocupe. O bebê se manterá com a fórmula infantil enquanto você estiver trabalhando. Ainda não é tempo de oferecer comidinhas, está bem?

O leite materno ou a fórmula infantil são os únicos alimentos necessários para o bebê até os seis meses. Então, se você precisou voltar ao trabalho e ele ainda está com quatro ou cinco meses, continue ofertando o leite até que apresente sinais de prontidão para começar com a alimentação.

Quando o bebê começar a comer, também temos as opções de congelar a comidinha dele e oferecermos alimento saudável, sem precisar cozinhar todos os dias. Tudo se ajeita. Mesmo que ele vá para a creche, cabe a você o cuidado com a alimentação dele! É importante orientar bem os responsáveis na escola, lembrando que o exemplo é tudo, por isso a informação não deve permanecer somente com você, então passe-a adiante!

Se o seu filho ficar com a avó, ela precisará compreender que será o primeiro exemplo dele enquanto você estiver longe.

> Sem culpa ou desespero, combinado? Vai dar tudo certo, pode acreditar.

Não se apresse tentando antecipar a introdução alimentar só porque tem que voltar ao trabalho!

É importante esperar que o bebê esteja preparado para receber os alimentos. É ele o protagonista da introdução alimentar e não os pais!

3

SERÁ QUE O SEU FILHO ESTÁ PRONTO PARA COMEÇAR A INTRODUÇÃO ALIMENTAR?

Muitos pais me perguntam: "Camila, como saber o melhor momento para fazer a introdução alimentar do meu filho?" A minha resposta não é igual para todos. Embora a Sociedade Brasileira de Pediatria e o Ministério da Saúde recomendem que a introdução alimentar seja feita com seis meses de idade, eu costumo dizer que esse momento pode acontecer um pouquinho antes ou depois, sem problema algum, até porque cada criança tem um ritmo e precisamos aprender a respeitar isso.

Claro que não pode ser muito antes, afinal o bebê ainda não está preparado para receber nenhum outro alimento e, ademais, ele não vai precisar de nada além do leite materno até alcançar os seis meses de vida.

É por volta dessa idade que o bebê que já sabe fazer a sucção vai adquirindo e desenvolvendo uma nova habilidade: a mastigação. Ele começa a aprendê-la e aprimorá-la com a prática. Antes disso, apenas suga o leite.

Outra dúvida constante é: "Meu bebê não tem nenhum dentinho. Como vou começar a introdução alimentar?" Aqui na minha casa, essa realidade foi um pouco diferente, pois meus dois filhos já tinha dentes, no entanto isso não é comum. Geralmente, a grande maioria dos bebês, aos seis meses, no início da IA, não tem nenhum dentinho e está tudo bem. A mastigação não depende exclusivamente dos dentes; a gengiva desenvolve esse papel para que o bebê consiga engolir, e claro que podemos facilitar o processo oferecendo os alimentos em uma textura e corte adequados.

> Não deixe de iniciar a introdução alimentar porque o bebê ainda não tem dentes.

Nesse primeiro momento, os dentes serão coadjuvantes e a gengiva será a peça principal, pois ela é forte o suficiente e capaz de esmagar os alimentos para o bebê conseguir engolir. Não podemos começar muito antes, porque o bebê ainda não está preparado e não vai conseguir comer. Consequentemente, nascerá em você a famosa frustração. Além disso, você pode ficar ansiosa, se sentir culpada, achar que o bebê não come porque a comida está ruim e esses sentimentos atrapalham a aceitação dos alimentos.

Portanto, não tem por que começar a introdução alimentar antes. Ele não estará preparado e, além disso, o bebê não precisa de nenhum outro alimento.

Nesse momento, você não deve se preocupar com calorias, micronutrientes ou com a quantidade que ele vai ingerir não! O importante é que aprenda a comer e construa hábitos saudáveis que possam ser levados para o resto da vida.

Agora é a hora de ele brincar, de aprender a mastigar, de o expor aos alimentos; é o momento de conhecer a grande variedade de alimentos novos, então não precisa ficar preocupada se ele vai comer ou não.

Vemos em cada criança um indivíduo único, por isso é importante estar ligada aos sinais de prontidão que cada um apresenta, para só então se preocupar com datas e números.

SINAIS DE PRONTIDÃO

São aqueles sinais através dos quais o bebê demonstrará que já está preparado para receber outro alimento além do leite. Ele deixará evidente, por isso você deve ficar atenta. Não será o pediatra, a sua mãe, a sogra, a vizinha ou até mesmo você quem determinará a hora certa de começar a IA; será o seu filho.

> O bebê sabe a hora certa de começar a Introdução Alimentar.

Respeitando esses sinais, você estará também prevenindo os engasgos e a frustração de não aceitar que o bebê não vai conseguir comer, além de que ele estará muito mais preparado, pois essa fase de aprendizado é imprescindível.

O primeiro sinal de prontidão que o bebê costuma apresentar é sentar-se bem durinho, ereto, diferente do bebê que ainda não está preparado (aquele que, ao ser colocado para sentar-se, acaba caindo para os lados, pois não tem firmeza no corpo). Isso irá ajudá-lo a engolir o alimento que virá com uma textura nova, que já não é apenas líquido e sim uma diferente da do leite.

É importante que o bebê fique sentado direito; caso fique no bebê conforto, todo encurvado, por exemplo, as chances de engasgar são muito maiores.

Outro sinal de prontidão é a cabecinha bem durinha. Além do corpo, a cabeça do bebê também apresenta sustentação sem que seja necessário um apoio durante o processo da mastigação. Demonstrar interesse nos alimentos também é um sinal de prontidão, por exemplo quando o bebê a vê comendo e tenta pegar o seu alimento, coloca objetos e brinquedos na boca etc.

Já ouvi algumas mães dizerem que o filho estava pronto para iniciar a introdução alimentar porque perceberam que ele demonstrava interesse por uma fruta ou outro alimento que as viram comendo, ou até mesmo que o bebê já consegue levar objetos até a boca. Porém, para começar a introdução alimentar, é necessário ter o conjunto de todos os sinais de prontidão, e não um ou outro sinal isolado.

É normal que algumas crianças demorem um pouco mais para demonstrar interesse pelos alimentos, e está tudo bem, porque essa é uma fase de aprendizado, e ela vai aprender a comer. Mas se já consegue levar os objetos e brinquedos até a boca, é um sinal de que está sim preparada e de que possui coordenação para levar o alimento para a boca.

Contudo, o mais importante é lembrar que o seu filho não é igual a nenhum outro bebê. Ele não é igual à Júlia ou ao filho da vizinha, ou seja, é único, portanto, respeite-o!

Não é porque a vizinha começou a introdução alimentar do filho dela quando ele estava com cinco meses de idade que você também o fará. Olhe para o seu filho, para os sinais de prontidão que ele tem demonstrado, além da idade dele, para então começar a introdução alimentar.

Quando eu comecei a introdução alimentar com a Júlia, faltava uma semana para ela completar seis meses. Ela já apresentava todos esses sinais, demonstrava muito interesse em comer, ficava sentada na cadeirinha em posição ereta, durinha, e nós já a colocávamos para ficar na mesa conosco. Para mim foi um sucesso, embora ela tenha mais brincado do que realmente comido. Eu sabia que aquele momento era de aprendizagem.

Aos poucos ela foi se adaptando, conhecendo as texturas, conseguindo lidar com o alimento na boca e depois engolir. *Foi realmente uma evolução gradual, e era exatamente isso que eu queria.*

Já com o Joaquim a experiência foi totalmente diferente. Comecei a IA quando ele já tinha seis meses e alguns dias. Os sinais de prontidão já estavam todos ok. Estávamos fora de casa, mas eu já queria começar a rotina da IA. Demorou muito para ele realmente aceitar (como eu já disse, mais de três meses). Cada bebê tem o seu ritmo, não é mesmo? Eu queria também introduzir a colherzinha, mas ele não aceitava. Comia melhor sozinho, com o BLW. Foi no tempo dele, sem pressão e com a evolução gradual.

CHEGOU A HORA DE PÔR A MÃO NA MASSA

É normal surgirem várias dúvidas quando chega o momento de iniciar a IA. O que mais ouço é: "Por onde começar? Como oferecer? Como preparar bem os alimentos?" Calma!

Essa fase deve ser deliciosa para todos e precisa ser divertida e prazerosa tanto para o bebê, que está ali vivendo aquela experiência nova, como para os pais, que precisam curtir essa etapa de descobertas do filho. Antes, ele precisava apenas sugar o leite, agora há uma variedade de cores, texturas, sabores e temperaturas, portanto é muita novidade para todos, bebê e pais.

Quando você notar os sinais de prontidão e perceber que o seu bebê está preparado para iniciar essa nova fase, comece oferecendo uma fruta por dia, sempre no mesmo horário. Pode ser pela manhã ou à tarde. Fica a seu critério decidir como será feito na sua casa.

O importante é que seja nos mesmos horários. O objetivo é que se torne uma rotina para o bebê, assim ele conseguirá entender que, naquela hora, receberá uma comidinha diferente. Mas não precisa ser rígida quanto a isso, certo? O ideal é que seja nos intervalos entre as mamadas e em um momento em que ele esteja tranquilo, sem sono e com um pouco de fome.

Quando eu iniciei a introdução alimentar da Júlia, passei a primeira semana oferecendo uma fruta pela manhã. Comecei com abacate, depois banana, mamão, maçã, sempre procurando repetir no mesmo horário. Fiz isso durante uma semana, e é essa a minha recomendação para você: cerca de sete a dez dias, dependendo da aceitação de cada criança, com um horário de frutas todos os dias, sempre oferecendo tipos diferentes.

Não tenha pressa, vá devagar, passo a passo, pois é tudo muito novo para o bebê. Caso contrário, ele rejeitará os alimentos e será muito mais difícil que os coma.

Escolha uma fruta por dia, variando sempre. Nada de ficar repetindo a mesma fruta. É necessário variar, pois é melhor que o bebê conheça uma quantidade grande de texturas, sabores e cores. Você permanecerá nessa dinâmica durante uma semana para que ele tenha uma melhor aceitação da IA.

Se, nesse intervalo, a criança se adaptou e aceitou bem os alimentos, então poderemos avançar. Se, por acaso, ele não aceitou nada, continue durante alguns dias, pois vai valer a pena. Serão poucos dias a mais. Porém, eles podem fazer muita diferença na aceitação da próxima etapa, que é o almoço. Até porque, se o bebê não está aceitando, por exemplo, as frutas, e mesmo assim você oferecer um almoço com todos os grupos alimentares, há chances de que ele também não o aceite e você terá dificuldades. Portanto, vamos aos poucos.

Passado o prazo entre sete e dez dias, vamos introduzir o almoço, e é muito importante que você leve em consideração os cinco grupos alimentares: carboidratos, proteínas, legumes, verduras e leguminosas. Sim, todos já no primeiro almoço. Até porque será apenas um pouquinho de cada, para que o bebê comece a descobrir os alimentos, conhecer, manusear, brincar, interagir e levar à boca também.

Será um mês assim: introduzindo o almoço até o bebê estar bem adaptado com a frutinha e a refeição, comendo bem, querendo, despertando interesse. Só depois de vinte a trinta dias comece a introdução da janta e mais uma fruta em outro intervalo. O processo é bem lento; o bebê vai demorar em torno de um mês para se adaptar às quatro refeições. Não será no primeiro dia de introdução alimentar que você conseguirá que ele se alimente bem e aceite todas as etapas. Você deve ir bem devagar, respeitando sempre o ritmo e a individualidade de cada bebê.

> Não tenha pressa. Vá com calma e respeite o ritmo do seu bebê.

Quando a Júlia evoluiu para o almoço, também foi um sucesso. Claro que, nos primeiros dias, ela mais brincou do que comeu, porém foi bem tranquilo. Já quando passamos para a janta, ela teve dificuldades para comer e não aceitou de primeira, o que é normal. Essa refeição noturna era mais uma mudança. Embora fossem os mesmos alimentos, não deixava de ser uma mudança e um novo evento pelo qual ela não passava antes, então está tudo bem não aceitar logo de primeira. Continue oferecendo e mostrando os alimentos e incentivando-o a comer nesse horário também.

Um ponto importantíssimo é que, assim que a criança começa a ter contato com outros alimentos, desde o primeiro dia de frutas, é fundamental oferecer água mineral ou filtrada. A água também é um alimento e você precisa oferecer e estimular a sua aceitação. Nem todos os bebês aceitam logo de primeira, então ofereça mesmo que seja pouquinho, várias vezes por dia, em qualquer tipo de copo que tenha na sua casa (aquele ao qual vocês se adaptarem melhor). A água precisa estar presente desde o primeiro dia da introdução alimentar, afinal é um alimento também. Mais uma vez digo: ela precisa ser mineral ou filtrada.

A escolha dos utensílios adequados para essa fase também pode lhe ajudar bastante. Por essa razão, separei uma lista para servir de apoio!

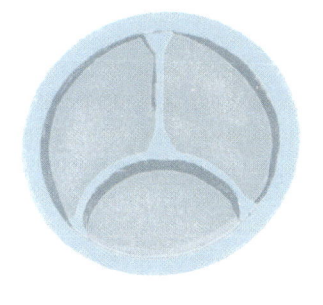

Pratos com ou sem divisórias e que sejam rasos (nada de prato muito fundo, assim o bebê não conseguirá ver a comida).

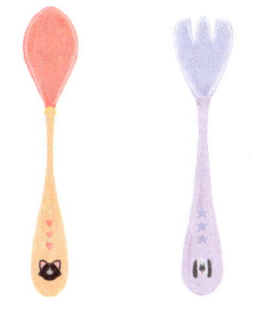

Talheres de silicone.

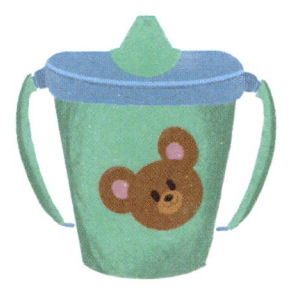

Copos de transição (bico mais duro) ou o 360°.

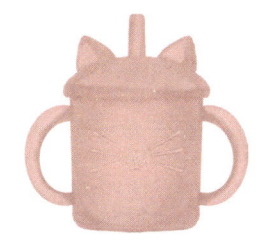

Copo com canudo (para ir treinando).

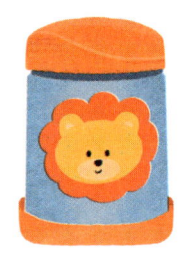

Pote térmico (caso queira transportar o alimento).

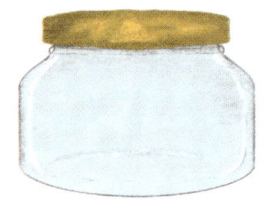

Potes pequenos de vidro ou plástico livres de BPA[1] (para armazenar e congelar a comidinha).

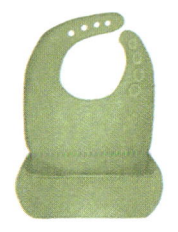

Babadores que não sejam de pano (fáceis de limpar).

---

1. O bisfenol A, também conhecido pela sigla BPA, é um composto muito utilizado para fazer plásticos de policarbonato e resinas epóxi, estando comumente presente em recipientes para armazenar comida, como tupperwares, garrafas de plástico ou latas de conserva. Embora o BPA esteja presente apenas nos recipientes, quando esses recipientes são expostos a temperaturas elevadas ou quando entram em contato com alimentos muito quentes, o bisfenol A acaba sendo liberado e pode, contaminar o alimento, podendo trazer alguns riscos para a saúde como diminuição na produção de espermatozoides, desenvolvimento de cistos nos ovários, alterações nos movimentos do intestino e, até, malformações no embrião, no caso de grávidas. Fonte: <https://www.tuasaude.com/bisfenol-a/>. Acesso em 05/04/2023. N.E.

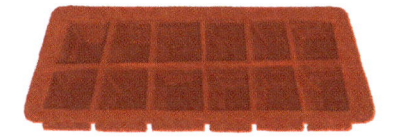

Formas de gelo de silicone ou plástico livres de BPS[2] (para congelamento).

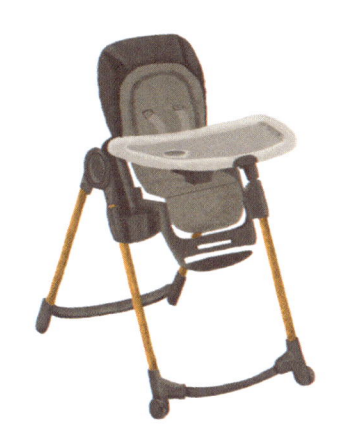

Cadeirinhas de alimentação, observando pontos importantes como: um bom suporte para as costas, que permita que o bebê se sente bem próximo à mesa, com o quadril a 90 graus e os pés apoiados para dar estabilidade. Prefira uma cadeirinha que possa ser adaptada conforme o crescimento do bebê, para que possa utilizar por mais tempo. Também, procure um modelo que seja fácil de limpar. Você irá me agradecer depois!

---

2. Fabricantes de mamadeiras e produtos correlatos começaram a utilizar, em substituição ao BPA, o BPS, também chamado de bisphenol S (ou de bisfenol S) um material sintético utilizado em alguns tipos de polímeros, como a polietersulfona e a polissulfona, porém, assim como o BPA, o BPS é um disruptor endócrino (causador de desequilíbrio no sistema hormonal). E apresenta comprovadamente potencial de causar câncer, efeitos negativos nos testículos de mamíferos, na glândula pituitária, na reprodução de fêmeas mamíferas e dos peixes. Fonte: <https://www.ecycle.com.br/bisfenol-s-bps/>. Acesso em 05/04/2023. N.E.

4

MÉTODOS PARA A INTRODUÇÃO ALIMENTAR

Não existe um alimento ideal para se começar na IA. Não tem a fruta ou o legume perfeito, um que seja indicado para ser o primeiro ou o último. Lembre-se de que, entre os alimentos de verdade, como frutas, verduras e legumes, você pode oferecer qualquer um.

> Não existe um alimento ideal para começar a IA.

Claro que, no caso de crianças alérgicas, deve-se ter um pouco mais de atenção; porém, para aquelas que não possuem restrições é necessário diversificar os alimentos. Como essa é uma fase de aprendizado, exploração, de conhecer, entender, ver cada cor e textura dos alimentos, você precisa oferecer esses alimentos separadamente. Nada de fazer aquela sopinha ou papinha liquidificada, com tudo misturado, em que mal se consegue identificar o que tem ali.

Na introdução alimentar, o bebê precisa conhecer os alimentos, e isso só será possível se estes estiverem bem separados, então ele poderá descobrir a cor, a textura e o sabor de cada um. Como o bebê é muito visual, logo se encantará pelas cores e terá mais facilidade em se interessar pelos alimentos. Portanto, nada de liquidificador, peneira ou *mixer*!

Alguns pais me perguntam: "Não posso dar apenas uma batidinha leve nos alimentos?" Minha resposta é não! Você estará atrapalhando o aprendizado do seu filho ao tirar a textura daquele alimento e transformá-lo de pastoso em líquido. Pode amassar bem, deixar bem picadinho, mas jamais usar algum tipo de processador ou peneira.

Além de a criança estar aprendendo sobre os alimentos, na introdução alimentar também estará aprendendo a lidar com esse alimento dentro da boca e precisa descobrir o que deve fazer naquele momento.

Deixe que a criança descubra a textura dos alimentos.

A textura de um feijão por exemplo, é distinta da de uma beterraba ou de uma batata. O bebê terá que lidar com o diferente, no entanto, se você bater tudo no *mixer*, restará uma textura pastosa e o bebê não terá que fazer nada a não ser sugar e engolir, igual ao leite.

Se for amassar o alimento, que seja bem amassado, por exemplo, uma banana. Se liquidificá-la ou amassá-la com o garfo, as texturas ficarão bem diferentes: uma será cremosa, e a outra terá alguns gruminhos, mesmo que esteja bem esmagada. Daí em diante, evolui-se de acordo com a idade do bebê.

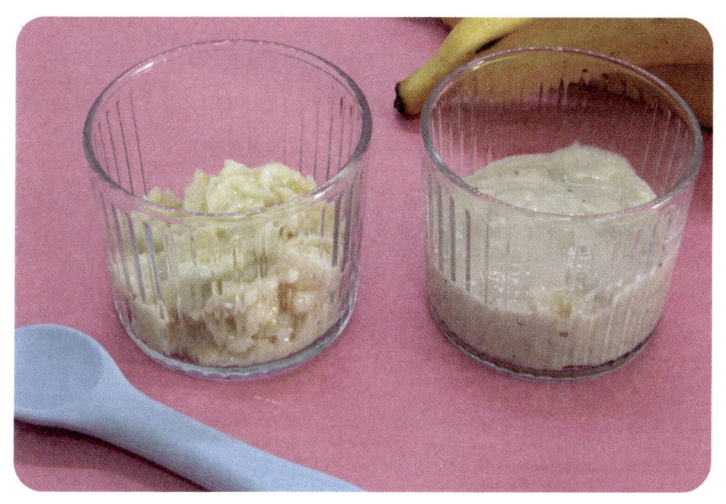

Bananas amassadas com garfo versus bananas batidas do liquidificador.

Atente-se para não deixar sempre na mesma textura, pois o bebê vai aprendendo, mastigando melhor e criando musculatura. Assim, ele irá praticar até aprender e só então irá evoluir e passar a tolerar texturas mais firmes, que não têm necessidade de serem amassadas.

Lembre-se de que a mastigação é muito importante para o desenvolvimento da criança. Ela só vai aprender e conseguir mastigar se praticar, e isso apenas será possível se realmente tiver uma textura adequada. Caso sua alimentação se trate exclusivamente de líquidos, a criança irá somente engolir e não conseguirá exercer a mastigação ao comer os alimentos. Além disso, a mastigação influencia muito na fala. Uma criança que não consegue mastigar vai demorar mais para falar, se tornará mais seletiva e não terá capacidade de mastigar qualquer alimento.

Uma criança que não consegue comer carne, por exemplo, normalmente tem dificuldade na mastigação e não tem uma mastigação efetiva porque esta não foi praticada desde a introdução alimentar. Muitas coisas envolvem também essa função, portanto é importante *não bater no liquidificador, não pôr no mixer e não peneirar, pois o alimento precisa ter textura e consistência.*

Caso você só ofereça ao seu filho papinhas, sopinhas ou qualquer coisa líquida, estará impedindo que ele descubra a variedade de sabores e texturas dos alimentos.

É muito mais simples do que você imagina. É só cozinhar e separar os alimentos em vez de misturar tudo. Eu fiz e lhe aconselho a fazê-lo porque realmente dá certo. Não vi ou ouvi falar não! Eu mesma fiz em casa.

Tenho certeza de que você vai conseguir e de que isso fará muita diferença para o seu filho lá na frente, principalmente para um bom relacionamento e desenvolvimento em relação à comida. Assim ele conhecerá uma boa parte dos alimentos e não se tornará aquela criança sobre as quais as mães costumam falar: "Ah, mas o meu filho comia de tudo e agora não come mais!"

Se isso aconteceu é porque o pequeno não conhecia os alimentos; estava tudo misturado ali na sopinha e ele não sabia o que era brócolis, beterraba, cenoura. Todos estavam escondidos, batidos e misturados e, com isso, era impossível identificar seus sabores individualmente.

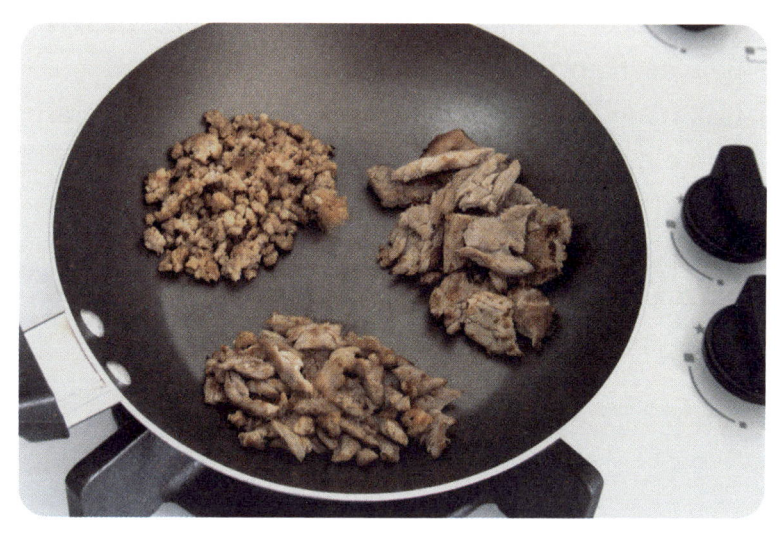

Diversos cortes de carne para facilitar a ingestão carne: moída, picada em tamanhos pequenos e em tiras.

Outra dica importantíssima é: assim que finalizar o prato e colocar tudo separado, bem amassado no começo ou em pedaços, pegue o azeite de oliva extravirgem e jogue um fiozinho por cima. Isso irá ajudar na parte calórica e no trânsito intestinal do seu bebê.

MÉTODO BLW

Não existe um método perfeito, aquele que será um sucesso absoluto na sua casa. É interessante entender isso para não criarmos expectativas erradas, e assim evitar as terríveis frustrações das quais já falei antes.

Alguns pais acreditam que o BLW é perfeito e que por isso tem que ser ele. No entanto, na hora de oferecer o alimento ao bebê, ele não aceita. Os pais acabam ficando estressados e angustiados e isso não é bom. Existem ainda aqueles que preferem o método tradicional e querem oferecer o alimento na colherzinha, mas o filho não aceita pois quer comer sozinho, em pedaços, em cortes adequados, como é o BLW e está tudo bem.

> O próprio bebê lhe dirá o que funciona melhor em casa.

Mas antes, deixe-me explicar o significado de BLW: em inglês, "*Baby-Led Weaning*" quer dizer "o desmame guiado pelo bebê", ou seja, quando o pequeno se alimenta sozinho. O nosso papel é apenas oferecer a comida em texturas e cortes adequados. Ele irá comer sozinho, brincando e se lambuzando.

Esse método é maravilhoso, pois permite que o bebê tenha contato com a comida além da boca, o que tem total relação com a boa aceitação dos alimentos. Quando ele mesmo manuseia e tem contato com outras texturas, consegue se alimentar melhor. No entanto, esse método não irá funcionar se você estiver apavorada, por isso é fundamental que os pais se sintam 100% seguros, confiantes e, principalmente, certos do que estão fazendo, sem medo, nervosismo nem desespero.

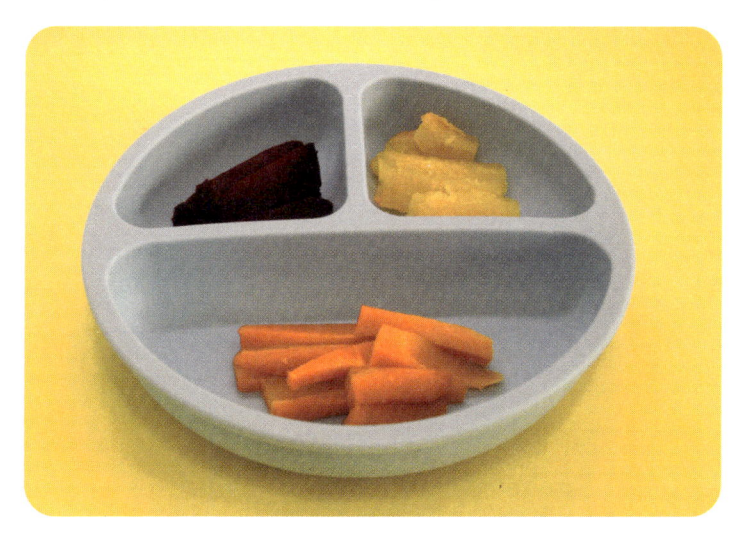

Diversos cortes de alimentos em tiras.

Por se tratar de um método recente, muitos avós, por exemplo, não o entendem e acham um horror oferecer a comida assim para um bebê tão pequeno. Ao invés de ajudar, acabam atrapalhando os pais que já estão ansiosos com esse momento de transição. Dizem várias palavras sem fundamento a eles, que, com medo, acabam desistindo do método BLW.

Embora seja uma técnica nova, existem muitos estudos que comprovam que ela é ótima para o desenvolvimento do bebê. A questão da textura, de manusear e se alimentar sozinho, a autonomia de levar o alimento para a boca são muito importantes. Portanto, existem inúmeros benefícios; contudo, se os responsáveis não se sentirem seguros, não recomendo que comecem pelo BLW. Sugiro pesquisar e estudar um pouco mais sobre esse método. Quanto mais informações tiverem, mais segurança sentirão.

Na minha casa, por exemplo, comecei com o BLW. Nos primeiros dias de frutinhas, a Júlia mais brincou do que comeu, porém isso faz parte também. Lembram que esse é um momento de aprendizado?

Durante o processo de IA, resolvi fornecer a colherzinha também. Quis testar esse método para ver como a Júlia iria reagir e ela adorou. Eu também adorei e utilizamos a mistura entre os dois métodos, ou seja, ela consumia alimentos com a colher, mas também alimentos no formato BLW.

Já com o Joaquim, tentamos mesclar os dois métodos, mas estava claro que com o BLW ele aceitava bem melhor. Como quem manda nesse caso é o bebê, a introdução alimentar dele foi basicamente se alimentando sozinho. Uma vez ou outra ele aceitava a colher, mas era bem raro.

Por isso afirmei no início do atual capítulo que não existe um método perfeito e sim aquele que se adapta melhor em seu lar.

No BLW, é normal o bebê pegar, brincar, espalhar, jogar os alimentos no chão e para os lados. É esperado e faz parte do aprendizado. Assim como também é normal que tenha dificuldade ao levar o alimento até a boca, principalmente nos primeiros dias de contato.

No início da introdução alimentar, o bebê não consegue fazer o movimento de pinça, por isso ele pega com a mão inteira. Portanto, não ofereça cortes muito pequenos para não correr o risco de, quando o bebê manusear o alimento, sumir de sua mão, pois não conseguirá levar até boca e comer. Faça cortes finos e compridos que ele consiga pegar de um lado e pôr o restante na boca.

Deve-se tomar cuidado com a textura também; ofereça uma mais macia, para que ele consiga lidar. *E como é essa textura?* Seria basicamente aquela que você consegue esmagar com a língua e o céu da boca. Ela precisa se desfazer com esse simples movimento.

Em torno dos nove meses de idade, o bebê já começa a fazer o movimento de pinça, e aí sim evoluiremos para cortes pequenos, como cubinhos, que o bebê vai pegar e colocar na boca sozinho. É muito importante prestar atenção nesses cortes e como oferecer os alimentos para o bebê, a fim de diminuir as chances de engasgo. Lembrando que ele só não acontece com alimentos sólidos, aliás, muito pelo contrário: ele é mais comum em líquidos. Mas, acima de tudo, precisamos tomar cuidado e oferecer os alimentos em cortes seguros para eles.

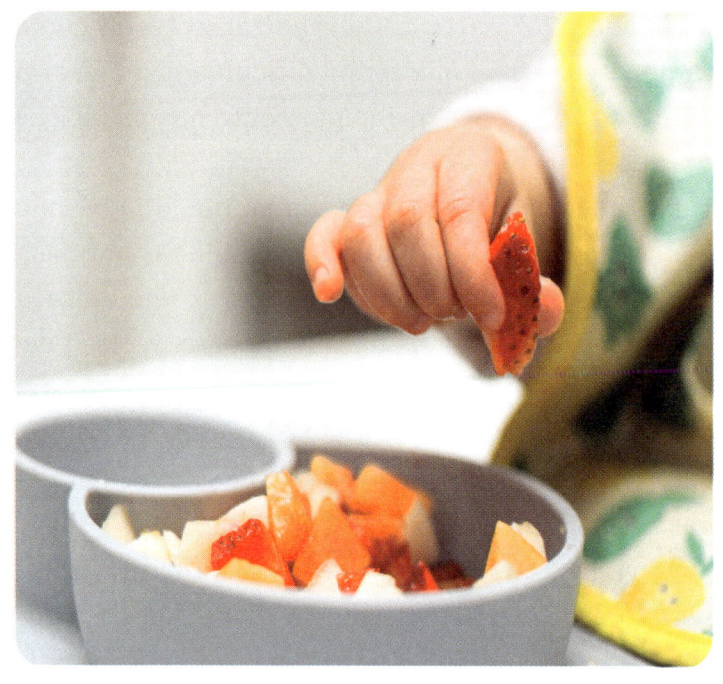

Movimento de pinça.

E se é que se pode falar em desvantagens do BLW, existem algumas sim e é bom que você as conheça antes de começar. A primeira delas é a sujeira; a outra, o desperdício. A criança se suja mesmo.

Ela está explorando um novo mundo e isso é maravilhoso. O ruim é limpar a bagunça que sobra depois, mas acredite em mim: vale a pena.

Para diminuir os danos, opte por uma cadeira que você consiga limpar facilmente, forre o chão ao redor da criança, tenha um babador adequado – babador de pano só atrapalha, já que você precisará ficar horas esfregando. Atualmente, existem babadores bem maiores para o bebê e você não precisará se preocupar com a roupa. Portanto, tem como diminuir a bagunça, mas eu, particularmente, amo ver um bebê se sujando e lambuzando com os alimentos e curtindo o momento. Isso fará muita diferença na aceitação lá na frente.

Além disso, para diminuir o desperdício, pois, querendo ou não, vai mais comida para o chão do que para a boca do bebê (principalmente no começo), é só ir fazendo aos poucos. Não coloque todos os alimentos de uma única vez, pois ele vai jogar tudo no chão. Sendo assim, coloque um pouquinho de cada grupo alimentar para que ele possa ir aprendendo, entrando em contato, consiga comer e diminua esse desperdício também.

MÉTODO TRADICIONAL

Antes que pense que estamos falando da sopinha, papinha ou comida peneirada, já adianto que não é disso que se trata esse método. Inclusive, segundo as novas recomendações, esse tipo de alimento não deve fazer parte dos hábitos saudáveis do seu bebê. O recomendado é apenas que amasse o alimento para facilitar a deglutição da criança.

Isso só acontece praticando, ou seja, através de estímulos. Se a criança não for estimulada, não vai aprender a comer sozinha. E o método tradicional é isso: estimulá-la também a conhecer os alimentos; mostrar, deixar com que veja a comida no prato, mesmo que amassadinha, conversar, oferecer o talher e esperar até que ela abra a boca e aceite a refeição.

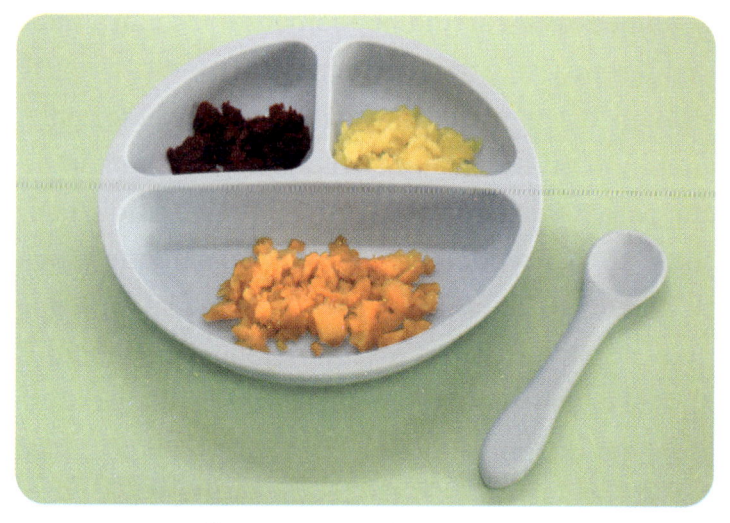

Alimento amassados com garfo.

No BLW, como eles se alimentam sozinhos, o bebê não precisa esperar que você lhe ofereça a colherzinha para então abrir a boca. Ele mesmo a pega e come e, quando não quer mais, brinca e para de comer. Já no método tradicional é diferente, por isso você precisa aprender a respeitar o tempo da criança. Se vai oferecer na colherzinha, espere ela abrir a boca e vir com a cabecinha até a colher, e não fique forçando para que coma.

É com a mesma intenção que o BLW, no método tradicional é importante que o bebê conheça os alimentos, explore também de outra maneira, mas que conheça cada alimento separadamente e não tudo batido e misturado.

MÉTODO PARTICIPATIVO

Esse método nada mais é do que a junção dos dois que acabei de apresentar. Foi o que fiz em casa, começamos com o BLW e logo coloquei a colherzinha. Meus filhos adoram comer sozinhos, mas a colherzinha também fez parte da IA.

Não fazia isso em todas as refeições. Por exemplo, quando eu estava em casa e não tinha nenhum compromisso depois, eu usava o método BLW, quando estava fora de casa, optava pelo amassadinho tradicional. Dependia muito da situação.

Se, por exemplo, for deixar com a avó ou outro parente, normalmente eles não vão optar pelo BLW e irão preferir o tradicional, então é possível mesclar. Ofereça uma flor de brócolis ou uma cenoura e o resto amassado. Faça isso tranquilamente e a criança vai aproveitar tanto o BLW de contato direto com o alimento quanto o método através do uso da colherzinha.

Muitas mães afirmam que o BLW dá trabalho; já eu vejo o oposto. A banana, por exemplo, considero a fruta mais prática para oferecer no BLW. Se você estiver na rua, é só descascar a banana e dar ao bebê. Não precisa lavar, cortar, amassar nem sujar nenhum utensílio. É muito prática. Como mencionei antes, dependerá muito da rotina da sua casa, do seu dia a dia e do que funciona para você também.

Independentemente do método que implementar em casa, o mais prazeroso na introdução alimentar é ensiná-lo a se alimentar e explorar os alimentos e não somente encher o estômago. O método utilizado é o de menos. O que importa é que ele conheça, tenha contato e, principalmente, tenha prazer em comer. Lembre-se: é possível investir em uma alimentação mais saudável de forma prática e prazerosa, utilizando qualquer um desses métodos. Basta estudar e conhecer um pouco mais para que você fique tranquila, segura e confiante.

5

ADAPTAÇÃO DO INTESTINO

Quando iniciamos a IA, o bebê precisará de toda uma adaptação corporal, além do aprendizado com a comida. Durante um longo período, o pequeno recebeu apenas o leite e o seu corpo já está acostumado; de repente, surgiu um monte de alimentos novos, que podem acabar prendendo ou soltando o intestino, e isso é normal. Vai depender do bebê, pois, como já afirmei anteriormente, cada um é único.

Portanto, o primeiro ponto a ser observado é que as primeiras comidinhas vão mudar muito as fezes do bebê, então esteja preparada. Normalmente, você leva um susto ao ver tudo o que o bebê comeu saindo na fralda. Por exemplo, se ele comeu kiwi, ficarão visíveis diversas de suas sementinhas; se comeu melancia, mamão, beterraba, eles modificarão a textura, a cor e o odor das fezes.

> É normal que o aspecto das fezes mude e está tudo bem.

O corpo do bebê vai se ajustando aos novos alimentos. É uma enorme novidade para o intestino, que pode reagir tanto soltando (com o bebê fazendo mais cocô) ou prendendo mais.

Quando prender, você vai intensificar a ingestão de água, mesmo que pouco, várias vezes por dia, e não focar só no mamão. É necessário variar as frutas e continuar apresentando uma boa parte delas. Muitas vezes, apenas o mamão não vai funcionar e vai depender de como o corpo dele reage.

O abacate é uma excelente fruta para ajudar o intestino quando estiver preso, assim como o mamão e a ameixa. Lembra da dica do fio de azeite? Ele ajuda bastante no trânsito intestinal. Lembre-se também da importância da ingestão de água nessa fase. Portanto, fique tranquila, tudo isso é normal e pode acontecer com o seu bebê.

Caso aconteça o contrário, por exemplo, se o bebê que estava habituado a fazer de duas a três vezes ao dia e agora começou a fazer cinco ou seis vezes, recomendo que você tire um pouco das frutas que ajudam no trânsito intestinal, ofereça outras opções e observe durante cinco dias como será a resposta do seu bebê. Geralmente leva poucos dias para que se adapte.

Outro ponto importante é: se ele estiver evacuando mais do que o habitual, não descuide da hidratação. A água é quase o principal alimento na introdução alimentar, pois ajuda em tudo, como a hidratação, a formação do hábito saudável, a regulação do trânsito intestinal e é fundamental antes de fazer outra associação.

As fibras ajudam bastante na evacuação, e por isso podemos colocá-las como auxiliares nesse processo. Por exemplo, podemos adicionar chia, linhaça ou aveia nas frutas, e isso irá ajudar bastante; porém, caso não haja o consumo de água, essas fibras irão fazer o efeito inverso e prenderão ainda mais o intestino. Portanto, se o seu bebê ainda não está acostumado a tomar água ou está tomando muito pouco, não use desse artifício para soltar o intestino porque não irá funcionar.

> Abuse da ingestão de água primeiro para então introduzir as fibras.

ÁGUA, CHÁ E SUCO, PODE?

Quando falamos sobre a introdução alimentar realizada antigamente, a primeira coisa que vem à cabeça é o suquinho. Inclusive, já ouvi alguns pais dizerem: "Já que vamos começar a introdução alimentar, devemos comprar os mais variados sucos."

Ainda encontramos muitas avós oferecendo o suquinho para os netos porque essa era realmente a recomendação de antigamente. Como o índice de desnutrição era muito elevado em nosso país e no mundo, a introdução alimentar começava a partir dos três ou quatro meses porque o bebê precisava ganhar peso e o suco ajudava.

Na atualidade, nosso quadro é muitíssimo diferente: a obesidade infantil, infelizmente, vem crescendo exageradamente, e por isso a recomendação do Ministério da Saúde e da Sociedade Brasileira de Pediatria é que se introduza o suco só a partir de um ano de vida, e mesmo assim em pequenas quantidades. *Não há necessidade alguma de dar suco ao seu bebê.*

A água é também um alimento. O bebê precisará se adaptar até realmente aceitar e criar o hábito de bebê-la. Logo no começo, ele provavelmente não vai aceitar e está tudo certo. Com a Júlia, por exemplo, eu oferecia várias vezes por dia, mesmo em pequenas quantidades, até ela se adaptar. Hoje não preciso mais sequer falar, pois ela já adquiriu o costume de beber água constantemente. Foi um aprendizado e uma evolução. Ela foi tomando aos poucos até se tornar um hábito comum pedir água.

> É necessário que você estimule
> o seu bebê a tomar água.
> Só assim ele criará esse hábito.

Algumas mães já me perguntaram se havia um jeito diferente de fazer isso e a resposta é não. Faça como for melhor para você e o bebê, seja no copinho normal de casa, seja no copinho 360 graus, que é muito fácil e fornece mais autonomia para a criança. Pode ser também no copinho de transição, ou seja, do jeito que você achar melhor, apenas tome cuidado com alguns bicos que podem atrapalhar o aleitamento materno.

Outro ponto importante é não oferecer água durante as refeições, pois pode atrapalhar a aceitação dos alimentos. Deixe para os intervalos, após as refeições e várias vezes ao dia. É sempre bom manter a água em um local de fácil visualização para não esquecer.

E caso beber água não seja um hábito seu, aproveite e construa-o juntamente com a criança. Inclusive a aceitação dela será mais fácil uma vez que ela também te veja bebendo água.

Já em relação ao suco, por que não indicamos que o ofereça ao seu bebê? Já que essa é uma fase de aprendizado, se oferecermos o suco, o que ele vai estar aprendendo? Nada. Qual será o contato da criança com o alimento? Nenhum. O suco é uma fruta espremida que, na maioria das vezes, é coada tirando muito das suas fibras, restando praticamente a frutose e a água.

> A frutose é açúcar, e por mais que faça parte da fruta, continua sendo açúcar.

Portanto, não há necessidade alguma de oferecer suco ao bebê e provocar nele um pico glicêmico devido à quantidade de frutose ser bem maior. Por exemplo, caso você ofereça uma laranja para o seu bebê, ele conseguirá, no máximo, chupar duas; no entanto, se fizer um suco para ele, apenas duas laranjas não serão suficientes. A quantidade será muito maior.

Além de aumentar a frutose, você estará desperdiçando as fibras contidas nessa fruta, privando a criança do contato direto com o alimento e dificultando o estímulo à mastigação, já que ela receberá apenas líquido, irá sugar tudo sem dificuldade alguma e encherá a barriga de água e açúcar, nada além disso.

Portanto, o suco não é recomendado pela Sociedade Brasileira de Pediatria, tampouco pelo Ministério da Saúde, antes do primeiro ano de vida da criança. Depois disso, só recomendo se já for um hábito da família. Por exemplo, não é necessário que se faça um pouco de suco somente para o seu filho. Se ninguém de casa tem esse hábito, o ideal é que continue assim.

Em relação ao chá, pode oferecer a partir dos seis meses de idade. No entanto, eu costumo usá-lo apenas com fins terapêuticos. Se a criança que está doente, gripada e muito agitada e precisa relaxar para dormir, podemos oferecer um chá para ajudar nessa ocasião. Porém, jamais como um substituto da água. E claro, sem açúcar!

A água deve estar em primeiro plano sempre, para depois vir o consumo do chá. Até porque a criança precisa antes aprender a beber a água e então o chá, sem açúcar, mel ou adoçante.

Lembrando ainda de ter cuidado com a cafeína que existe nos chás, e oferecer sempre em pequena quantidade.

Outro líquido muito comum nessa fase é água de coco, que também está liberada a partir de seis meses; no entanto, assim como o chá, ela jamais poderá substituir a água e deve ser oferecida em pequenas quantidades. E por que é importante levar isso em consideração? Imagine que um bebê de seis meses que acabou de iniciar a IA recebeu água de coco ou chá e em seguida a água. Qual desses líquidos ele irá preferir? Levando em consideração que tanto a água de coco quanto o chá têm sabor e água natural não tem.

> Deixe de lado os outros líquidos e incentive o consumo de água natural.

6

A IMPORTÂNCIA DA ROTINA E DA DISCIPLINA

É impressionante a relação que existe entre um bebê que come e dorme bem e a rotina. Um está diretamente associado ao outro.

A rotina traz segurança e tranquilidade para que os bebês consigam aceitar melhor os alimentos. É simplesmente incoerente a ideia de que eles comem bem sem ter uma boa rotina estabelecida, pois essas características estão intrinsecamente associadas.

> A rotina é a base para sustentar uma boa Introdução Alimentar.

É importante que o bebê se sinta protegido e tranquilo na hora das refeições, e a rotina proporciona essas sensações. Saber o que vem no próximo horário gera segurança. Esses aspectos, quando levados em consideração, deixam a criança menos irritada e ansiosa.

Rotina não quer dizer horários rígidos, como horários fixos para o almoço, para brincar, jantar, ir dormir. Não é nada disso! Rotina significa uma sequência de eventos, em que o bebê tem hora para dormir, tomar banho, comer, passear, brincar, sem necessariamente estarem cronometradas no relógio. *Ter horários não necessariamente rígidos e uma sequência traz muita segurança para o bebê*, e essa segurança é muito importante para eles nesse comecinho de adaptação à introdução alimentar.

Essa nova fase é cheia de mudanças, e toda mudança traz consigo inseguranças; se ocorre conosco, quem dirá com uma criança. Ela precisa de estabilidade para começar a comer e a rotina é a base disso, embora saibamos que, com a introdução alimentar, a quebra de rotina é normal, já que antes tudo estava pautado apenas pela amamentação.

Depois de vencer o desafio de organizar a amamentação, que normalmente é um grande obstáculo no comecinho, chega a tão esperada introdução alimentar e bagunça tudo, e está tudo bem. Foi assim na minha casa e provavelmente será na sua também. O importante é corrigir o que for necessário.

Saiba que a rotina não vai ser sempre a mesma, não será igual para um recém-nascido, para um bebê que está na introdução alimentar e para uma criança já maior. *A rotina vai mudando de acordo com as fases da criança.* É interessante aprender a adaptá-la às novas fases.

Haverá dias fora da rotina também. Por exemplo, no dia de vacinação, o bebê provavelmente ficará mais irritado e dormirá menos do que o de costume. Ou ainda, quando nasce um dentinho, ele acordará mais vezes durante a noite e os episódios de choro e irritação serão mais constantes. É muito comum ter dias fora da rotina, mas é fundamental que você saiba administrá-los e reorganizar os horários do dia seguinte.

O bebê precisa saber que tem rotina, que irá retornar aos seus hábitos "normais", e que está tudo bem ter esses dias mais conturbados.

Como mencionei antes, quando abordo a questão da rotina, não me refiro necessariamente a horários. O almoço não precisa ser servido pontualmente ao meio-dia sempre, contudo não deverá variar muito. Os horários podem e devem ser maleáveis, mas sem exageros. Uma diferença de meia hora para mais ou para menos não fará tanta diferença e tais ajustes são aceitáveis.

Claro, na sua rotina você não deve adotar horários engessados; porém, as atividades do bebê não podem ser realizadas cada uma em um horário aleatório, pois, desse modo, você confundirá a cabecinha dele e consequentemente atrapalhará a aceitação de novos alimentos.

Até porque cada dia é um dia, nossos filhos não são robôs e não acordam todos os dias no mesmo horário. É quase impossível fazer uma sequência exata todos os dias e está tudo bem. O que importa é conseguir estruturar o cotidiano.

Quando se cria uma rotina para o bebê, ele acaba ficando mais "reloginho" mesmo. Dorme e acorda todos os dias mais ou menos nos mesmos horários, você já conhece e consegue se antecipar para a hora em que ele sentirá fome. E se você, por algum motivo, ainda não conseguiu estabelecer uma rotina em casa, não desista! Comece hoje!

Por mais que já tenha tentado antes e não tenha dado certo, jamais deixe para lá! Não será de um dia para o outro que você irá conseguir implementar uma rotina. É um processo e é necessário conquistar aos poucos. Se não conseguiu hoje, tente amanhã novamente. Lembre-se de que é um passo de cada vez. Apenas não deixe de tentar, pois é algo importante não só para o seu filho, mas para toda a sua família.

Uma mãe que vai voltar a trabalhar, por exemplo, se não tiver estabelecido uma rotina para o filho, não saberá quando vai amamentá-lo, quando ele vai comer e não consegue voltar à rotina parental e profissional. Se quiser fazer um passeio, não poderá porque tem um bebezinho desregulado em termos de horários. Portanto, quanto mais ajustes fizer na programação diária, melhor.

Será importante para você e sua família, já que a casa inteira funciona muito melhor quando há rotina, e pode acreditar: vale muito a pena ter mais tempo de qualidade juntos, porque ali existe um cronograma organizado; poder ficar mais tempo com o cônjuge, por exemplo, pois já sabe o horário no qual o bebê vai dormir, então tudo se torna muito mais tranquilo e prazeroso.

Eu amo rotina e desde o primeiro dia da Júlia em casa nós tentamos estabelecer uma. Embora o recém-nascido permaneça em aleitamento materno por livre demanda (o que acaba sendo uma loucura no começo), tentávamos estipular um horário para banho, passeio e dormir, o que se ajustou aos poucos. A consequência é que o bebê se adapte a esse cronograma.

A amamentação, por exemplo, fica mais regrada, por mais que não exista horário rígido, e o próprio bebê adquire um ritmo, que se prolonga até a introdução alimentar.

> Hoje eu vejo a importância do que comecei desde os primeiros dias da Júlia, o reflexo da rotina.

Portanto, estabelecer uma rotina é indispensável. Sem ela, dificilmente uma criança dormirá e comerá bem. Claro, não basta ter só ela, mas a rotina é fundamental, e não existe um melhor horário para estabelecê-la. O importante é que funcione na sua casa e no cotidiano de sua família.

DISCIPLINA VEM DE BERÇO

Que tal um pausa na introdução alimentar do seu bebê para refletir sobre os seus hábitos de hoje?

Como é a sua relação com os alimentos? Quando faço essa pergunta, que memórias da infância lhe vem à mente? Qual hábito você trouxe de lá? Quanto à comida, qual aversão, medo, ou sentimento positivo você consegue lembrar?

Sem dúvidas, vários momentos passaram pela sua cabeça agora e como eu sei disso? Porque a construção dos seus hábitos alimentares vem do início da sua introdução alimentar. Por isso, muitas pessoas lembram de algo da infância quando sentem algum cheiro específico. Você já deve ter escutado alguém falar assim: "Nossa, esse cheiro me lembra a casa da minha avó, quando eu era criança e comia tal alimento." Ou talvez: "Não consigo comer banana hoje em dia porque me lembro da minha mãe me forçando a comer na infância."

Qualquer situação não é mera coincidência: *é a construção de hábitos e de memórias afetivas em relação aos alimentos.*

Agora, depois de tudo que veio à mente, o que deseja transmitir ao seu bebê em relação a esse hábito? Até os dois anos de idade, ele está construindo o próprio paladar, que é branquinho, não possui memórias e ainda será moldado de acordo com os alimentos que você irá oferecer.

Referente aos comportamentos alimentares dessa criança, quais são as expectativas da alimentação que você está construindo? Está sendo de uma forma saudável e prazerosa para o seu filho? Será que o que você está construindo agora poderá refletir negativamente lá na frente na vida dele?

Parece filosófico demais, mas eu quero que você entenda o quanto é importante refletir sobre isso agora, nesse momento da trajetória do seu filho. É hoje que você deve começar a promover hábitos saudáveis, e se, por algum motivo, você começou errado, ainda dá tempo de consertar. A hora de corrigir é agora, pois, com o crescimento do bebê, vai ficando cada vez mais difícil. Eu quero que você entenda a importância disso, para então poder aplicar tudo em casa, sabendo que o que você está plantando hoje nos hábitos do seu filho é exatamente o que ele colherá no futuro.

A hora da refeição, por exemplo, é um momento sagrado! Ela tem que ser gostosa e prazerosa para toda a família, não só para o bebê. Claro, o pequeno tem que curtir, porém é importante que ele perceba que os pais também estão curtindo. Por esse motivo, é bom que estejam todos juntos para aproveitar, e não para lavar roupa suja, brigar, forçar a comer, bater na mesa ou mandar descerem dela.

> A ocasião deve ser gostosa
> para toda a família.

Ter um local para realizar as refeições também é importante. Não pode ser cada vez em um lugar diferente. O bebê precisa se sentir totalmente seguro, mas como isso será possível se um dia ele vai comer no colo de alguém, no outro, dentro do carrinho, em outro, no chão junto dos brinquedos, depois, no sofá, e, na sequência, à mesa? A criança não vai entender essa dinâmica.

Quando trazemos o bebê para a mesa, damos a ele a oportunidade de entender que sempre haverá o lugar dele ali e começará a aprender que aquele é o local certo para se fazer refeições com a família; sentirá toda a segurança da rotina, criará memórias de sentar-se à mesa dos pais com a cadeirinha. É importantíssimo ter um lugar adequado para realizar as refeições da família, onde seu filho saiba que lá ele vai se sentar e comer. Ou seja, uma cadeirinha apropriada.

É a partir daí que começa a disciplina na alimentação, ensinar a criança a comer, e todo o ambiente que envolve a aceitação dos alimentos.

Existem também alguns comportamentos que não devemos reproduzir. Por exemplo, no desespero para que seus filhos comam, muitas vezes alguns pais acabam colocando-os para assistir televisão. Além de todos os malefícios comprovados sobre o uso das telas por crianças pequenas, na hora da comida elas não prestam a atenção no alimento, não visualizam o que de fato estão ingerindo e acabam comendo mais do que deveriam, perdendo, ao longo do tempo, a sensação de saciedade.

Quando a criança come de frente para a televisão, fica ali por horas sem sequer piscar os olhos. Você acha mesmo que ela vai saber o que está dentro do prato? Abre a boca sem perceber e você vai apenas empurrando a comida, sem mastigar direito e sem saber se está satisfeito.

Em uma ocasião ideal, o bebê sentiria que estava satisfeito e mandaria uma mensagem para o cérebro dizendo que já pode parar de comer; porém, se está na frente da televisão assistindo a desenhos animados enquanto come, o comando é perdido e ele continua comendo sem ver ou pensar no que está acontecendo.

Ao longo dos anos, o bebê perderá a sensibilidade desse comando e se tornará uma criança que não conhece a saciedade, não saberá o que está comendo e não aprenderá sobre as texturas e os sabores de cada alimento.

Se você, pai ou mãe, por desespero ou por não saber dessas consequências, acabou fazendo isso com o seu filho, quero lhe dizer que realmente não dá para retornar ao passado e mudá-lo, mas dá para transformar essa atitude e voltar a ter hábitos saudáveis. Pode não ser fácil nem de um dia para o outro (até porque, querendo ou não, já se tornou um costume), mas é necessário que você modifique essa postura agora. É muito mais fácil mudar um hábito enquanto são pequenos do que maiores! Quanto mais cedo, mais fácil será para os pais e para a criança.

> Crie uma rotina saudável e disciplinada para a alimentação do seu filho.

Outro hábito muito comum que alguns pais adotam na hora das refeições é a ingestão de líquidos. Já discutimos o quanto isso pode atrapalhar a qualidade da IA. Comer e beber alguma coisa, água ou suco, só vai ocupando um lugarzinho no estômago do bebê (o que pode, ainda, atrapalhar na aceitação dos alimentos), que, na verdade, está precisando de micronutrientes e alimentos de verdade. Portanto, deixe o líquido de lado e ofereça só a comida e então a água, mas apenas depois que terminar a refeição.

Não sei se isso lhe veio à memória, mas muitos pais ainda usam o que aprenderam com os pais deles, e dizem: "Minha mãe me mandava raspar o prato. Não podia levantar da mesa se não comesse tudo!" Infelizmente, muitos de nós ouvimos isso; faz parte da nossa cultura, somos obrigados desde pequenos a ingerir tudo que estivesse no prato e isso é totalmente errado. Se a criança não quer mais comer e os pais a forçam, ela construirá uma memória de que a alimentação é um momento ruim para ela.

Inclusive, a criança poderá pensar: "Poxa, eu estou aqui sentada, apreciando estar com os meus pais, mas eles estão me obrigando a comer. Eu não quero mais estar aqui, não quero comer com eles, pois estão me obrigando. Não quero mais me sentar à mesa."

Ela desenvolverá sentimentos negativos com relação à alimentação e isso dificultará cada vez mais a aceitação dos alimentos. Não pressione o bebê a comer, mesmo que seja só uma colherada ou não tenha comido nada, jamais force-o. Se o seu bebê demonstrou que não quer mais comer, então é a hora de parar. Não tente colocar a colher a força na boca dele.

Quando a criança está se alimentando sozinha, ela sabe a hora de parar, portanto respeite essa questão. Pense na alimentação como um momento gostoso, prazeroso e que gerará várias memórias positivas, relacionadas à hora de comer.

Perceba os sinais de saciedade que o seu bebê apresenta, como fechar a boca, empurrar a colher, chorar quando vê a colher vindo com a comida, prestar mais atenção em outras coisas (ou seja, perder o foco no prato). No método tradicional, deve-se sempre esperar que ele venha com a boca até a colher!

Para gerar tais memórias boas, não esqueça de incentivá-lo a se alimentar sempre comendo junto dele, brincando, interagindo, conversando, mostrando e explicando sobre os alimentos, contando histórias, respeitando a quantidade que ele quer comer. Isso sim irá gerar momentos positivos e construir hábitos saudáveis que ele levará para o resto da vida.

Todas as memórias aprazíveis e felizes farão com que ele, ao sentir o cheiro de algum alimento, lembre-se das coisas boas que viveu na infância.

Coloque a mão na massa, pensando em você e no que tem de lembranças boas e as transmita ao seu filho, mas do jeito mais positivo possível!

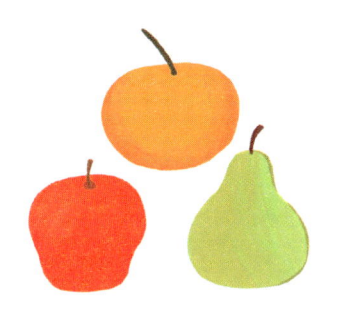

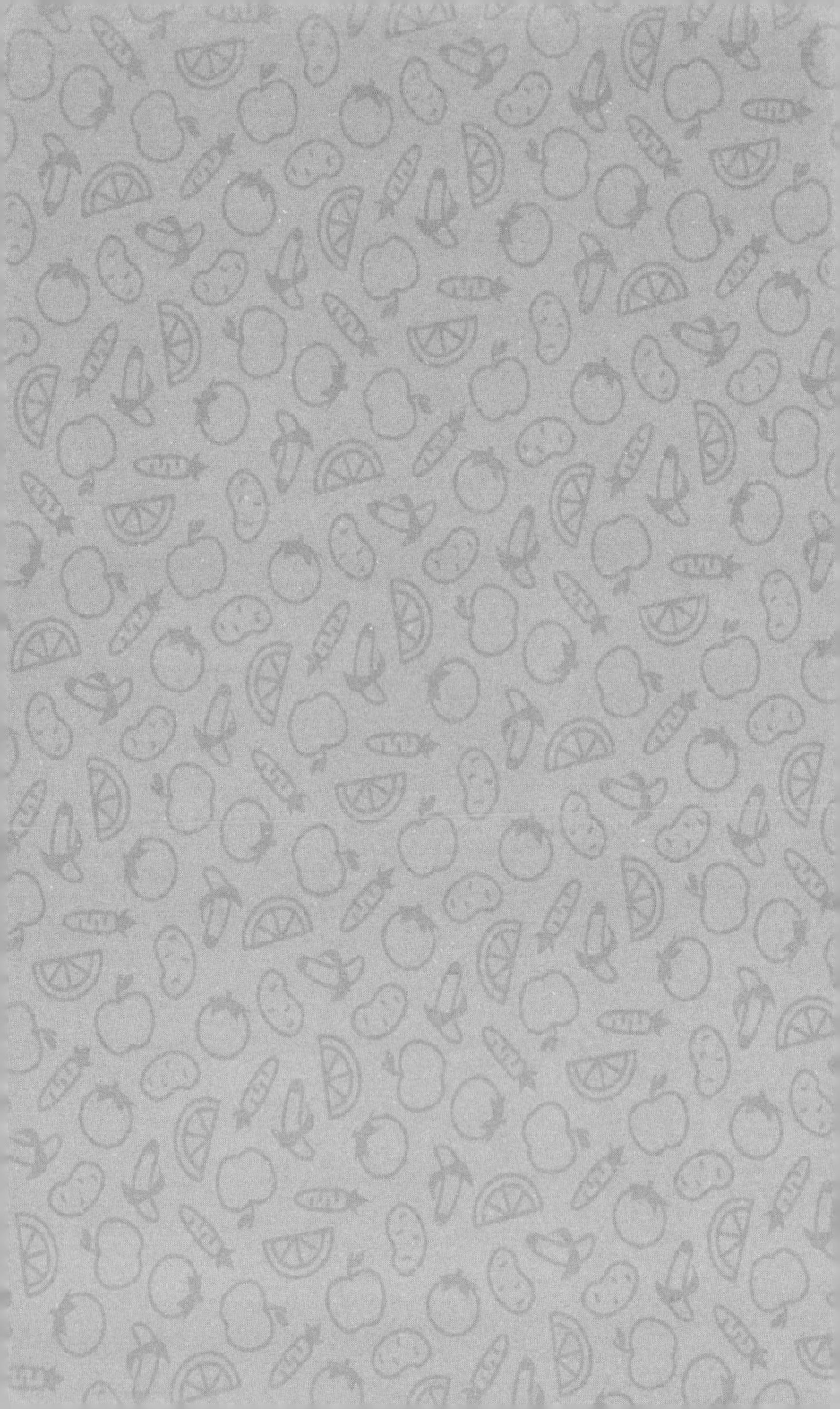

PARTE 2

DICAS PRÁTICAS PARA ECONOMIZAR O SEU TEMPO

1

O PASSO A PASSO DOS PRIMEIROS ALIMENTOS

São tantas as dúvidas na hora de oferecer a comida para o bebê que nos assustamos, Mas calma! Isso não acontece só com você. Em todas as casas isso é normal e, por essa razão, separei alguns alimentos para tirar dúvidas de como oferecê-los para o bebê.

Os alimentos da estação são melhores, mais saborosos, mais bonitos, baratos e normalmente contêm menos agrotóxicos. Dê preferência a verduras, frutas e legumes (todos da época), pois será muito mais benéfico para você e sua família.

Lógico que os orgânicos têm prioridade, mas eles costumam ser mais caros e de difícil acesso, então não deixe de oferecer nenhum alimento por esse motivo.

Outro ponto: você pode ofertar qualquer variação do mesmo alimento. Por exemplo, a banana. Pode ser qualquer tipo de banana, como a prata, a nanica; o arroz branco ou o integral; o feijão também possui vários tipos; a laranja não precisa ser apenas a lima etc.

Então não foque em apenas uma variedade do alimento. Quanto mais opções diversificadas, melhor. Não se preocupe com as frutas azedas, por exemplo. É legal que sejam oferecidas ao bebê, porque, dessa maneira, você estará estimulando esse tipo de paladar. Ele não deve ficar preso aos sabores adocicados.

O paladar da criança é totalmente diferente do adulto. Muitas vezes, o que, para nós, é ruim ou azedo, para eles é gostoso. Deixe-me usar mais um exemplo meu: quando a Júlia estava na fase da introdução alimentar, antes de dar abacaxi para ela, eu provei um pouco para sentir o sabor. Achei muito azedo e fiz até careta, mas quando lhe ofereci, ela amou e comeu vários pedacinhos.

O ovo é outro alimento com farta variedade. Você pode oferecê-lo tanto mexido quanto cozido, desde que esteja bem cozido, amassado na colher, em pedaços ou cortado na vertical. Entregue-o para a criança em fragmentos maiores para que possa pegar e levar à boca.

Embora a carne deva estar desde o início da IA, ela é a dúvida campeã entre as mães. A maioria delas fica desespera, achando que as crianças vão engasgar com a carne. Sirvam-nas macias, bem passadas, e nada de oferecer somente o caldo em que a carne foi cozida, já que nele não existem nutrientes. Uma boa alternativa para quem está hesitante em introduzir carne na IA é optar pela carne moída.

Além dela, pode ser feito um bifinho de filé, por exemplo, ou uma carne mais macia. É só lembrar de cozinhá-las, cortar, picar ou desfiar bem. Não deixem a carne malpassada pelo mesmo motivo do ovo: o risco de contaminação.

Há também outros tipos de proteína como o peixe e o frango, que são até mais fáceis de oferecer, como, por exemplo, um frango desfiado ou um peixe bem cozido. As duas opções são muito práticas, simples e eles costumam aceitar bem porque são mais fáceis de comer. Lembrando que fígado de boi e carne de porco também são permitidos.

As folhas e verduras nunca devem ser oferecidas cruas durante esse período, até porque eles não conseguirão mastigar bem uma folha de alface crua, por exemplo. Então ofereça sempre cozidos ou refogados. Quanto aos legumes, não há segredo; podem ser cozidos tanto no vapor quanto na água, assim como assados ou grelhados.

Atenção: qualquer procedimento que faça com os alimentos ocasionará a perda de alguns nutrientes. Desde o corte e a preparação até o armazenamento, mas, mesmo assim, é melhor do que qualquer outro alimento que você sequer sabe como foi preparado ou oferecer um industrializado.

Por exemplo: uma batata demora muito mais tempo para cozinhar no vapor do que na água; se você não tiver tanto tempo disponível, cozinhe a batata na água mesmo. Só não deixe de oferecer.

O grupo das leguminosas, como o feijão, grão de bico, a ervilha e a lentilha devem ser servidos com os grãos. Se optar pelo método tradicional, deixe os grãos bem amassados para oferecer ao bebê. No método BLW, você vai fazer, por exemplo, um bolinho de feijão, deixando em formato longitudinal, como se fosse um bastão, pois dessa forma o bebê conseguirá pegar e comer sozinho.

Na forma triturada, você pode oferecer o amendoim, a aveia e as castanhas como uma farofa e polvilhá-la por cima da fruta. Algumas pessoas já me perguntaram se podia oferecer o amendoim. Não só pode como deve, mas sempre triturado ou em forma de pasta. Jamais deve ser oferecido um amendoim inteiro para um bebê.

> Varie e ouse na alimentação.
> Vai valer a pena.

COMO TEMPERAR A COMIDINHA DO BEBÊ

Quem nunca ouviu a mãe, a sogra ou uma amiga falando que, por não ter sal na comida do seu bebê, ela está sem graça e, portanto, ele não irá comer?

A comidinha não precisa ser sem graça. Muito pelo contrário: ela tem que ser sim gostosa e saborosa para atrair também o pequeno, mas não é o sal que vai determinar se a comida é boa ou não. Infelizmente, temos o paladar viciado em sal porque foram anos e anos acrescentando cada vez mais esse ingrediente, então hoje a nossa gustação é totalmente diferente.

Na introdução alimentar, onde só havia o leite como opção, o paladar do seu filho está quase que em branco. É você quem irá fornecer e incentivar a ingerir os alimentos. Não tem como o bebê julgar uma comida horrível se nunca a comeu antes, pois o gosto dele está sendo moldado.

Na hora de preparar a comidinha para o bebê, a recomendação é nada de sal. Ele incentiva um uso cada vez maior, o que pode ocasionar o aumento da pressão arterial e até sobrecarga renal.

Não é necessário adicionar nenhum tipo de sal nos alimentos, como o rosa, o *light* e por aí vai. Você pode usar e abusar dos temperinhos naturais, aproveitando que cada alimento tem um sabor característico. A batata doce e a beterraba são deliciosas sem sal, por exemplo.

Talvez você esteja se perguntando: "Mas quais temperos eu posso utilizar?" Todos aqueles que são naturais, como cebola, salsinha, cebolinha, coentro, manjericão, alecrim. Os desidratados também são ótimas opções. Basta verificar o rótulo com atenção para se certificar de que não contém outros ingredientes misturados.

Mas nada daqueles industrializados em pó. Estes geralmente carregam uma lista enorme de ingredientes, inclusive sal e muita gordura. *Se colocamos muito tempero, camuflamos o sabor do alimento.*

O bebê precisa conhecer cada alimento individualmente, então não foque em mudar o sabor e sim o contrário: explore ao máximo o gosto dos alimentos que dará ao seu filho. Logo você passa a identificar o que funciona ou não na sua casa.

Depois que o seu bebê completar um ano de idade, ele já estará mais familiarizado com os alimentos, e só a partir dessa idade que o sal é liberado (em pequenas quantidades). Nesse momento, você poderá servir determinadas receitinhas, que são ótimas aliadas no incentivo à aceitação das refeições. Contudo, na introdução alimentar, ele precisa conhecê-los individualmente.

> O iodo e o sódio serão supridos por outros alimentos. O sal é desnecessário para tal propósito.

Não há necessidade do sal até o primeiro ano de vida, já que esse tempero antes de um ano de idade pode aumentar o consumo excessivo dele na vida adulta. Então, foque em construir hábitos saudáveis que se manterão no futuro!

Você quer uma alimentação saudável para ao seu filho, então só temperinhos naturais e comidinhas deliciosas!

2

MUDANDO A TEXTURA DOS ALIMENTOS

Assim como ocorre a evolução, o crescimento e o desenvolvimento dos nossos filhos, a textura dos alimentos também precisa evoluir.

É preciso mudar a textura, principalmente após um ano, e muitas mães se sentem inseguras com isso. A maioria tem medo de que o filho engasgue e por isso deixa tudo amassadinho ou até liquidifica a comida. Esse é um erro bastante comum e também muito grave, pois, agindo assim, a criança não cria novos estímulos e a mastigação não é incentivada.

Em relação à textura dos alimentos, é preciso assegurar que o bebê seja motivado a mastigar bem o alimento.

Imagine uma criança de seis meses que ainda não sabe o que é isso, aprendendo a colocar o alimento na boca, a lidar com ele, a mastigar e engolir. É um processo de aprendizado, e quando falamos de crianças maiores, de dez meses a um ano, por exemplo, subentende-se que ela já sabe lidar com tais alimentos, pois nós as estimulamos na fase anterior. Se você incentivou a mastigação durante o processo de introdução alimentar, essa criança estará cada vez mais habituada a mastigar, e assim vamos evoluindo a textura, melhorando-a para que consigam obter uma mastigação efetiva.

A diferença de como ela vai conseguir mastigar ou não é quando o pequeno completa nove ou dez meses de idade e já consegue evoluir para uma comidinha amassada, por exemplo; amassa um pouco, depois um pouco menos, promovendo uma evolução gradual. É crucial para que, quando estiver prestes a completar um ano, ela esteja se alimentando com a mesma textura dos demais da casa.

O que é evoluir a textura? Se você está oferecendo as refeições através do método tradicional, (ou seja, amassadinha), agora passará a amassar um pouquinho menos, sentindo a evolução natural do seu bebê. Se está bastante amassadinho no começo e ele está aceitando de forma prazerosa e conseguindo lidar com o alimento na boca sem incômodo, é hora de amassar menos e assim por diante.

No entanto, se a evolução gradual da comida e o estímulo à mastigação não acontecerem, há a possibilidade de a criança não aprender a mastigar e acabar se tornando "preguiçosa", ou seja, que prefira alimentos fáceis de comer por falta do incentivo prévio.

Ainda é mais provável que ela se torne uma criança seletiva porque não consegue lidar com todos os tipos de texturas dos alimentos e muitas vezes nem consegue mastigar.

É importante lembrar que a criança não vai sair do bem amassadinho para o alimento inteiro de um dia para o outro. É preciso ir aos poucos, portanto deve-se amassar o alimento cada vez menos e sentir segurança, perdendo o medo de engasgar, vendo que seu filho é capaz, sim, de comer tais alimentos, e que você pode e deve estimular e promover a mastigação.

Você acompanha o processo gradual até chegar na mesma comida da casa. Se optar por aplicar o BLW, por exemplo, no começo os cortes serão mais finos e compridos; depois, dos nove meses em diante, o bebê sabe fazer o movimento de pinça, então pode-se evoluir para cortes menores, pois ele já consegue pegar e levar à boca. Por isso é importante conduzir a evolução de acordo com o desenvolvimento de cada criança até chegar ao ponto de não precisar mudar nada nos alimentos.

Caso o bebê encontre sempre tudo muito bem amassado, vai se tornando cada vez mais difícil, além de não fortalecer a musculatura da face, tornando-a flácida. Não tenha medo de expor alimentos com texturas diferentes, de incentivar sempre a mastigação, e ir evoluindo gradualmente essa textura até chegar ao ponto que não precisa fazer mais nada.

Lembre-se: é fundamental evoluir as texturas até ter uma mastigação adequada e uma boa aceitação dos alimentos.

3

HIGIENE E ARMAZENAMENTO DOS ALIMENTOS

Antes da preparação dos alimentos é necessário que se faça uma boa higienização. Lembrando que a higienização eficiente, que vou ensinar aqui, é para ser feita principalmente com os alimentos que são consumidos com casca, ou as folhas, por exemplo.

As frutas como a banana, o melão e a melancia não precisam passar por esse método de higienização, até porque as cascas desses alimentos são removidas. É ideal apenas que você utilize água com sabão para tirar as sujidades mais visíveis e use uma faca limpa.

Com relação a outros alimentos, como algumas frutas, legumes e as folhas consumidas inteiras, é importante deixá-los de molho para eliminar as sujeiras. Então você deve pegar o alimento, passar na água corrente, tirar as sujeiras visíveis e colocá-la de molho em uma solução composta por água + um componente utilizando a seguinte proporção: para cada 1 litro de água que usar, adicione 1 colher de sopa de hipoclorito de sódio, OU 1 colher de sopa de vinagre de álcool, OU 1 colher de sopa de água sanitária.

Deixe os alimentos mergulhados ali por 20 minutos. Após passar esse período, retire-os e passe novamente em água corrente da torneira. Dessa forma, os alimentos estarão bem higienizados e seguros para ofertar para o seu bebê.

A fim de melhorar o armazenamento e de que esses alimentos durem por mais tempo, é bom deixá-los sempre bem sequinhos. Uma dica é colocá-los em potes com papel toalha para combater a umidade.

Os alimentos que irão ao fogo, ou seja, que serão cozidos, assados ou grelhados, também devem ser higienizados antes de serem preparados. Não é necessário colocá-los nessa solução, mas é importante lavá-los e retirar bem as sujidades.

ARMAZENE OS ALIMENTOS EM PORÇÕES

"Já lavei e preparei. E agora, como armazenar da forma correta?" Simples, agora é a hora de levar tudo à geladeira.

Geralmente, a comida dura de um a dois dias. Para exemplificar: caso você tenha feito para o almoço de hoje, poderá utilizar até o almoço do outro dia, no máximo até a janta. Lembrando que isso vai depender da temperatura e do tempo que esse alimento ficou fora da geladeira. Um feijão, por exemplo, dura em torno de um a dois dias na geladeira, e no freezer, até 30 dias. O congelamento facilita a vida, porque é prático e rápido.

No dia a dia, é difícil ter tempo para fazer uma comida fresquinha sempre, portanto podemos utilizar o congelamento como um aliado e assim dispor de alimentos variados. Oferecer o arroz, o feijão, a carne, a cenoura e o brócolis no almoço, e no jantar, para modificar, servir uma abobrinha ou uma couve que estavam congeladas, por exemplo.

Algumas pessoas me perguntam se a comida depois de congelada perde micronutrientes, e sempre respondo que sim. Todos os procedimentos que fazemos com o alimento farão com que perca alguns micronutrientes; se cozinhar na água, no vapor, se for assá-lo ou grelhá-lo, qualquer desses processos faz com que o alimento perca micronutrientes. Porém, mesmo assim, trata-se de um alimento de verdade, que você sabe como foi produzido e armazenado.

Além do mais, o congelamento é muito simples e prático. Para evitar desperdícios, priorize colocar os alimentos em potinhos pequenos. Os potes podem ser de vidro ou de plástico livre de BPA. O que eu fiz muito na minha casa e que facilitou a vida, foi usar as forminhas de gelo para congelar a comida. Na hora da refeição, por exemplo, eu tirava a quantidade certa de cubinhos de feijão, cenoura, arroz, brócolis e cozinhava um bife na hora. Tudo ficava sempre muito simples e prático."

O descongelamento pode ser em banho-maria ou no micro-ondas, e jamais em temperatura ambiente, pois esta favorece a proliferação de bactérias que podem contaminar o alimento. Se quiser deixar, por exemplo, um dia na geladeira antes de utilizá-lo também é possível, mas nunca fora.

O que não se pode fazer com o alimento é "recongelá-lo". Se você congelou o feijão, em seguida descongelou e usou só um pouquinho, o restante não pode voltar para o congelador. Deixe na geladeira, use de um a dois dias, e descarte-o. Por isso recomendo os potes bem pequenos ou as forminhas de gelo, porque evitam demais o desperdício. Hoje em dia, o que precisamos é praticidade para facilitar o cotidiano.

O armazenamento e o congelamento acabam nos ajudando muito na rotina. Dá para fazer uma introdução alimentar saudável, de forma prática e segura, e que seja tranquila para todo mundo.

4

PRINCIPAIS ERROS

Quando acontece uma mudança ou surgem muitas novidades, é normal que fiquemos um pouco perdidas, sem saber o que fazer. Na introdução alimentar não é diferente.

São muitas informações, além do pediatra, temos os familiares e os palpiteiros de plantão que sempre chegam com uma coisa nova. Acabamos, muitas vezes, sem saber o que fazer, e nos perguntando: "Por que esse bebê não veio com um manual de instruções?"

Um dos principais erros que cometemos é forçar o bebê a comer! Eu já recebi relatos de pacientes que disseram que, enquanto o pai ficava fazendo "estripulias" para que o bebê sorrisse, a mãe empurrava a colher na boca da criança e a fazia comer à força. Essa atitude, embora seja motivada por uma boa intenção, está totalmente errada.

O bebê precisa ser respeitado.

Se ele não quer comer naquele momento, significa que ainda não está com fome. Respeite o tempo do seu bebê.

A alimentação precisa ser oferecida durante, no máximo vinte a trinta minutos, e se ele não quer comer, então pare de forçar a barra. Ele pode estar rejeitando a comida naquele momento por vários motivos. Procure saber qual e cuide dele. Por exemplo, geralmente quando uma criança não quer comer, ela pode estar irritada, com sono, doentinha, com a dentição nascendo, então está tudo bem. É preciso apenas entender esse momento e estimulá-la a comer, não pressioná-la!

Outro erro comum, e que inclusive já citei anteriormente, é o uso das telas na hora das refeições. Elas definitivamente não ajudam as crianças a se alimentarem melhor, além de serem totalmente prejudiciais e não ensinarem-nas a comer nada.

Também é um enorme erro oferecer apenas o que o bebê costuma aceitar melhor. Nessa fase, é fundamental variar o máximo possível os alimentos, por se tratar de uma fase de aprendizado em que ele está aprendendo a comer. Se só oferecermos o mesmo alimento sempre, ele não vai aprender a comer! Outro erro é não ter uma rotina, cuja importância já foi discutida.

Na introdução alimentar, nós estamos mais preocupados em ensinar para a criança novos hábitos, ensinando-os a consumirem outros alimentos, a perceberem que há um horário para as frutas, outro para o leite e outro para as refeições principais. Nossa preocupação não é necessariamente fazer com que a criança coma tudo que estamos lhe oferecendo.

Precisamos minimizar esses erros e ter muita paciência, porque ela vai nos ajudar a ter segurança, e vai dar tudo certo. Essa é apenas uma fase que vai passar rapidinho.

> Esses erros prejudicam e atrasam a Introdução Alimentar.

Vale a pena investir tempo e paciência, porque vê-los comendo bem não tem preço e faz parte do hábito saudável de se alimentar com qualidade.

COMECEI ERRADO! E AGORA?

"Camila, não fiz nada do que você falou, fiz tudo errado por falta de informação, não sabia, e agora eu causei dificuldades na alimentação do meu filho. Será que ainda dá tempo de corrigir?" É lógico que dá. Com criança sempre dá tempo, e por mais que erros sejam cometidos, a intenção era acertar.

Assim como é possível aprender um hábito hoje, também se pode aprender um novo amanhã. Claro, não é da noite para o dia, e é exatamente isso que eu quero que você entenda. Não é a partir de amanhã que as coisas vão se organizar e ele vai passar a comer de tudo. Tudo vai depender da sua dedicação e do ritmo de cada bebê.

Agora que já tem as informações necessárias e o suporte de que precisa para poder começar tais mudanças (lembrando que "mudança traz insegurança"), quero que entenda que, quanto mais suavemente elas forem realizadas, melhor serão recebidas pela criança.

Não dá para chegar e querer mudar tudo de uma vez. Vá aos poucos, sem pressa. Assim será melhor para você e seu filho.

Você pode corrigir e a hora é agora. Estou falando isso também como mãe, porque sei que você deve estar nervosa, preocupada e sentindo-se até culpada. Não é nada fácil ver que erramos com os nossos filhos. No entanto, não temos como voltar ao passado e consertar onde erramos, então primeiro quero que você respire fundo e relaxe. Apenas quando estiver se sentindo confiante e segura é que vai conseguir implementar essas mudanças na sua casa.

Geralmente existem dois cenários bastante comuns: o primeiro é aquele em que você fez tudo certinho durante o processo de introdução alimentar, porém, quando o bebê completou um ano parou de comer e você não sabe mais o que fazer.

Antes que entre em desespero, saiba que isso é normal. O que você precisa fazer é continuar oferecendo e expondo o seu filho aos mais diversos alimentos. Leve-o até o supermercado com você, mostre livros e histórias que contenham figuras de comida, insista em incentivá-lo a comer. Ele está descobrindo um mundo cheio de novidades, portanto entenda que, para essa fase, muitas vezes será bem mais legal continuar brincando do que parar e comer.

Logo, será necessário que você encontre uma maneira de deixar esse momento divertido também, e para isso você deve estimulá-lo brincando, contando histórias ou comendo junto dele, até porque nenhuma criança gosta de comer sozinha. Quando está com os pais, tudo fica muito mais gostoso, e é essa sensação que precisa ser despertada nela: de que a hora de comer também é legal. Faça preparações com tamanhos, formas, cortes e temperaturas diferentes. Estimule outra percepção do alimento que ela já conhece.

Por exemplo, a cenoura crua já é conhecida; seu filho comeu, aceitou muito bem e agora parou de comer. Que tal colocar a cenoura em uma torta de legumes, cozinhar um bolo de cenoura ou uma panqueca? Já pensou nisso? É agora que usamos as receitinhas a nosso favor, variando e mostrando os alimentos de outra forma para gerar mais interesse.

Então esse é o cenário de uma criança que teve uma excelente introdução alimentar, que conheceu bem os alimentos, separados, sentiu a textura de cada um deles, e que só quando completou um ano de idade é que ficou mais difícil.

Já no segundo cenário temos uma criança que não teve uma boa introdução alimentar. Infelizmente você não me conhecia, então não teve as informações necessárias, e hoje enxerga as consequências disso. Seu filho não conhece bem os alimentos e, portanto, não quer comer. O que fazer agora?

Você vai precisar apresentar todos os alimentos ao seu filho. Não é tarde para recomeçar a introdução alimentar. O bebê não vai comer se não conhecer esses alimentos. Portanto, apresente-os, incentive o pequeno mostrando, levando-o com você até a cozinha, comendo junto dele, e lembre-se de que ele precisa entrar em contato com cada alimento para conseguir ingeri-los. Não adianta misturar tudo, camuflar os sabores; caso contrário, vai ser cada vez mais difícil fazer com que aprenda a comer.

Outro ponto a ser levado em consideração é que esse processo é lento. Não dá para simplesmente esperar que uma criança que nunca teve contato com os alimentos da forma correta aceite instantaneamente um brócolis puro. Deixe-o brincar e explorar os alimentos e respeite a fase de aceitação em que a criança precisa pegar, explorar, jogar fora da boca, cuspir e depois provar.

Existe um passo a passo para aprender a comer. Não é de um dia para o outro e você vai estimular e incentivar, mostrando que se sentar para comer é bacana sim.

E se, por acaso, você introduziu alimentos industrializados, calma que tem como contornar essa situação. Se existe algum alimento hoje que não é saudável e que você não quer que o seu filho continue ingerindo (como os doces), eles devem ser retirados aos poucos. Se ele come todos os dias, sirva três vezes na semana, depois em apenas um dia, e, na sequência, pare de comprar. Se não tem na despensa de casa, fica mais fácil largar o hábito. Lembrando que o consumo de doces e industrializados só podem ser consumidos após os dois anos de idade.

> Pense na qualidade sempre, nunca na quantidade. Mesmo já tendo errado, ainda dá tempo de fazer as mudanças fundamentais.

BEBÊ DOENTINHO OU COM O DENTE NASCENDO, E AGORA?

Uma das maiores dores como mães é ver nossos filhos doentes! Claro que nenhuma mãe quer passar por isso. Geralmente, quando as crianças ficam doentes, elas se mostram abatidas, não comem e isso dá um aperto no coração.

Na medida em que os nossos filhos crescem, estarão cada vez mais propensos a ficarem doentes. A Júlia, por exemplo, quando somava um ano e alguns meses, contraiu uma pneumonia quando tínhamos acabado de mudar de cidade. Foi rápida, mas ela ficou bem abatida. Tivemos que administrar antibióticos, e isso fez com que o apetite dela diminuísse bastante, para não dizer que parou de comer de vez.

Nessas circunstâncias, é comum que o bebê coma mal, durma mal, fique mais enjoadinho e não consiga tomar o leite. Precisamos entender o momento, dar muito colo, atenção e carinho porque essa fase vai passar e a criança vai melhorar. Pode demorar um pouquinho, mas faz parte, então que você entenda e consiga transmitir segurança ao seu filho.

Uma das primeiras coisas que acontecem quando o bebê fica doentinho é parar de comer e a última que volta ao normal é ele comer bem; então temos que ter paciência porque isso é inevitável.

Nesse momento, não é hora de ofertar alimentos novos e sim de fornecer tranquilidade e segurança com aqueles de "conforto", que trazem alento.

Observe a si mesma quando ficou doente, o quanto se sentiu indisposta e sem vontade de comer. Com a criança não é diferente, pois aquele corpinho pequeno não vai querer comer porque está muito indisposto, então você tem que respirar fundo mesmo e se acalmar. Vai passar e ele vai melhorar. Falo isso como mãe, porque eu sei o quanto é aflitivo, ficamos muito nervosas, inseguras, com medo, e não queremos isso para ele, apenas o melhor.

Até mesmo nessas horas é importante mantermos a rotina. Não é porque o bebê não vai comer que você vai deixar de oferecer os alimentos, mas vai respeitar e entender se ele não quiser comer, ou se o fizer de maneira reduzida; você só não pode evitar fazê-lo.

> Respira fundo, tenha muita paciência e transmita segurança para o seu filho.

É fundamental que a criança permaneça em contato com os alimentos. Caso contrário, ela pode voltar ao seu estado de saúde normal e não aceitar mais aqueles alimentos. Nas vezes em que meus filhos ficaram doentes, eu sempre deixava a comida exposta. Isso não quer dizer que eles sempre comiam; pelo contrário, havia vezes em que eles sequer tocavam, mas viam a comida exposta, e isso também faz parte da alimentação. Não é só comer, mastigar e engolir, mas participar dessas refeições, visualizar a comida também faz parte da alimentação.

Atenção sempre com a hidratação nesses casos! Mantenha a oferta de água, mesmo que pouquinho, várias vezes ao dia!

O ideal é não substituir por leite, pois a criança provavelmente preferirá o leite, que é muito mais fácil de ingerir do que comer, e aí você terá mais dificuldade para voltar para a comida. Pode ser servido também o leite quando está mais caidinha, mas não perca tempo para voltar à comida quando ela começar a melhorar. Mesmo que não coma o quanto você acha que seria o suficiente, não deixe de oferecer.

Com relação às crianças cujos dentinhos estão nascendo é a mesma coisa. É incômodo demais para elas; além da falta de apetite, a criança fica mais irritada. Ela está passando por um processo inflamatório e é isso que o dente nascendo representa.

Nesses casos, por exemplo, ofereça alimentos mais gelados para aliviar a dor local, assim como alguns que ela consiga mastigar, como uma espiga de milho, que ajuda a coçar a gengiva. Fazer sorvetinhos apenas com a fruta congelada pode ajudar bastante na aceitação.

Uma ótima opção também são os mordedores gelados, que fornecem suporte nesse momento difícil em que eles realmente não vão querer comer, e a gente tem que entender e respeitar.

É muito importante saber que o seu filho vai passar por isso e que você não deve perder tempo por estar muito nervosa, com medo ou insegura.

Quando começarem a nascer os dentes molares, que são os dentes lá de trás, aí é uma bagunça:

a criança não dorme direito, fica irritada, não quer comer e isso também faz parte. É exatamente por isso que estou compartilhando as histórias dos meus filhos, para que veja como é comum, embora eles tenham tido uma alimentação muito saudável.

Portanto, não perca a oportunidade de oferecer sempre os alimentos saudáveis, mesmo que seu filho não esteja comendo em determinadas situações, mas ele vai voltar comer. Então fique tranquila, pois não estou falando só como profissional, mas como mãe também. Logo irá passar.

PERDENDO O MEDO DO ENGASGO

Eu já fiz várias pesquisas com mães, tanto com minhas alunas quanto com pacientes, para saber qual era o maior medo delas em relação à introdução alimentar, e adivinha? O medo do engasgo!

Precisamos de tranquilidade e segurança na hora de começar a fazer a introdução alimentar, a fim de transmiti-las ao bebê. Se ele se sentir tranquilo e seguro, aceitará muito melhor os alimentos. Mas para que você perca o medo do engasgo, é necessário que estude mais sobre o assunto e como evitá-lo.

Antes de mais nada, vamos diferenciar o reflexo de *gag* do engasgo, porque há muita confusão. O reflexo de *gag* é um reflexo natural e de proteção do corpo do bebê. É um reflexo muito parecido com uma ânsia ou uma tentativa do bebê cuspir o alimento.

O reflexo acontece quando o bebê come algum alimento que não seria engolido da forma correta, e então o *gag* acontece para que o bebê cuspa o alimento ou tente morder e engolir da forma correta. Isso acontece porque o bebê ainda está aprendendo a lidar com o alimento na boca, e conforme ele vai aprendendo e desenvolvendo melhor essa habilidade, o *gag* vai diminuindo até sumir completamente.

Não é necessário fazer nada, apenas observe o bebê. Por isso é importante estar junto dele sempre que for oferecer um novo alimento. Caso tente tirar o alimento da boca dele, você poderá, sem querer, empurrá-lo garganta abaixo e de fato causar um engasgo. Por esse motivo é imprescindível que você apenas confie no seu bebê, pois ele saberá lidar com a comida.

Às vezes, no reflexo de *gag*, o pequeno pode pôr para fora aquilo que estava na boca. Já o vômito não é normal e é necessário procurar ajuda de um profissional que saiba diagnosticar o porquê desse vômito, ao invés de achar que é um reflexo, porque não é.

Já o engasgo é muito mais raro que o reflexo de *gag*. Ele é muito difícil de acontecer, e quando acontece o bebê realmente precisa de ajuda. Você não pode ficar parado esperando-o lidar sozinho e deve intervir.

Para saber se está engasgado é só observar. Quando o bebê engasga, ele não esboça nenhum movimento; não chora, não bate e como o alimento fica parado, não há oxigenação. Ele vai ficando roxinho e aí sim você deve ajudar, realizando a manobra de Heimlich.

Aplique, com uma mão, impulsos nas costas, entre as escápulas.

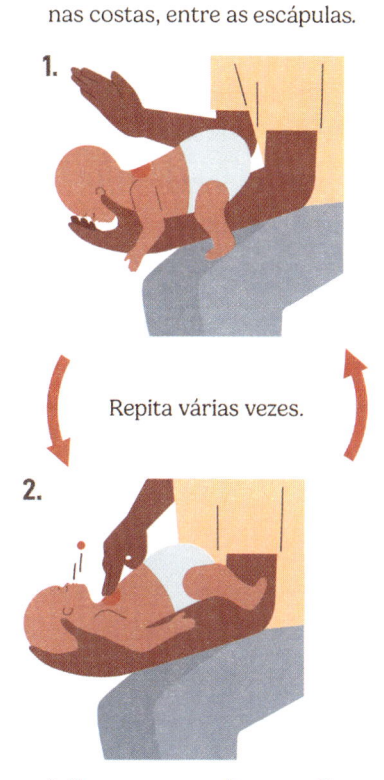

1.

Repita várias vezes.

2.

Aplique compressões no peito usando dois ou três dedos.

No engasgo, o bebê precisa de você, e será possível identificar muito bem caso esteja engasgado.

Enfim, isso é preocupante sim. O engasgo é possível evitar. Se você vai fazer o BLW, os cortes e as texturas precisam estar adequados, embora seja mais frequente o engasgo com os líquidos do que com os sólidos. Isso é interessante, pois acreditamos que há mais probabilidade de ocorrer com as comidas. No entanto, se você observar, os engasgos durante a amamentação são muito mais frequentes.

Então não fique achando que é só com uma determinada comidinha que isso acontece e que deve, portanto, parar de dá-la; estude, tenha muita informação, e saiba o que está fazendo para poder aplicar no seu bebê.

Outro ponto a ser observado são os sinais de prontidão que ele apresenta. Se já está conseguindo ficar sentado bem ereto, com a cabeça firme, haverá menos chances de engasgo; agora, se ainda é um bebê molinho, a chance de engasgo é muito maior, por isso abordo tanto a importância de verificar esses sinais.

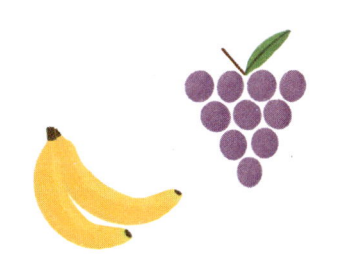

PARTE 3

BEBÊ CRESCENDO SAUDÁVEL E FELIZ

1

MUDANÇAS COMPORTAMENTAIS

Sim, o seu bebê está crescendo! O tempo está voando mesmo! Muita coisa muda e até o próprio desenvolvimento do seu filho, então a alimentação e a rotina vão mudar também.

Quando a criança está com aproximadamente um ano de idade, tanto pode ser antes como depois, ela já começa a apresentar sinais de mais autonomia, fazer várias descobertas, falar algumas palavrinhas, possivelmente andar e está cheia de energia para brincar. Dificilmente vai querer parar para comer. Sentar-se em uma cadeira é algo que realmente não estará em seus planos.

Graças à autonomia dessa criança, que já não é mais aquele bebezinho que se senta para comer o que você quer, ela começa a dizer "não" para quase tudo o que lhe é oferecido. Na minha casa, uma das primeiras palavras da Júlia foi "não". Ela sequer sabia o que isso significava, mas falava "não" para quase tudo. E é aí que mora o problema.

Se deixar que o "não" da criança prevaleça, acabamos por retirar aquele alimento e nunca mais voltaremos a oferecê-lo; ele não aparecerá mais no prato dela e assim ela não terá mais contato. Dessa forma, consequentemente, a criança também não o aceitará no futuro.

Nessa fase, é lógico que devemos estimular a autonomia. As crianças poderão se alimentar sozinhas e o quanto quiserem; porém, a escolha dos alimentos é nossa. Somos nós, enquanto pais e responsáveis, que temos o dever de selecionar o que é melhor para o crescimento e desenvolvimento dos nossos filhos.

Outra mudança será na questão fisiológica dessa criança, que, durante o primeiro ano, triplicou de peso. Em cada consulta ao pediatra você provavelmente percebia que ela havia crescido bastante.

Agora, com um ano de idade, já não é mais assim. O ritmo acelerado de crescimento vai diminuindo, e isso é natural. Portanto, ele desacelera e, em alguns meses, a criança poderá ganhar um pouco de peso e, em outros, até estagnar (talvez porque ficou doentinha e não comeu tanto). Isso é normal. Com a desaceleração no ritmo de crescimento, o corpinho dela fala: "Não preciso comer tanto! Não é necessário me dar tudo isso!"

O apetite diminui, para o desespero geral dos pais, porque, na nossa cabeça, achamos que, por eles estarem crescendo, deverão comer mais ainda, e não é bem isso que acontece. Quando pensamos que, por já estarem com um ano, eles irão comer mais, acabamos nos frustrando, pois eles diminuem bastante a quantidade de suas refeições.

Isso é puramente fisiológico, e pode acontecer com qualquer criança, dependendo da etapa e da intensidade, lógico. Somente quando respeitamos a quantidade para a criança é que começamos a observar esses picos de crescimento e desenvolvimento.

Muitos pais chegam me dizem: "Camila, meu filho está seletivo e tem somente um ano de idade!" Calma, ele não está seletivo, pois não se pode diagnosticar uma criança como seletiva antes dos dois anos; ele está no período de introdução alimentar, seu paladar ainda está em formação e entrando em contato com os alimentos, então é isso que quero nessa fase: formar um paladar saudável, que ele vai levar para o resto da vida dele.

Haverá sim fases de recusa alimentar, e geralmente acontece nesse período por vários motivos; pode ser por causa de um dentinho nascendo ou porque entrou na escolinha e mudou a rotina, devido a alguma viagem, porque ganhará um irmão e está se sentindo afetado, por causa de brigas, tensão e até separação dos pais. São inúmeros fatores que interferem na alimentação dessa criança, por isso, ao invés de rotular achando que é seletividade, busque olhar para o seu filho primeiro, o momento pelo qual ele está passando, o ambiente em que está inserido e não deixe de oferecer e de expor os alimentos.

> Essa é a segunda fase da Introdução Alimentar e ela é tão importante quanto a primeira.

Na primeira fase, é importantíssima a exposição aos alimentos para que a criança os conheça; na segunda, que vai até os dois anos de idade, chegou o momento de fixar esse paladar saudável.

Por essa razão, é crucial que você entenda que, nesse período em que a criança tem um ano de idade, a recusa alimentar pode ocorrer e que você deve continuar oferecendo e expondo os alimentos da mesma forma, caso contrário, ela pode se tornar uma criança seletiva no futuro.

Ofereça uva hoje. Se seu filho não quiser, tudo bem, isso não significa que não vá mais comer a uva e que não gosta dessa fruta. No outro dia, ofereça de novo, e assim com qualquer alimento. Com certeza existe algum motivo não aparente atrapalhando, o que nos faz pôr a culpa no alimento.

Agora, saindo da fase em que a comida e a textura eram sua exclusividade, a criança passará a desfrutar da refeição da família, com a mesma textura e a mesma quantidade de sal. Por esse motivo é fundamental que a família tenha hábitos saudáveis, já que a criança irá compartilhar desse hábito.

Talvez esse seja o momento de rever como é o hábito da casa. Se usam muito sal, vamos diminuir; introduza mais alimentos saudáveis para que a família possa se alimentar bem. Como essa é a etapa em que o paladar da criança é formado, não podemos servir qualquer coisa.

Por esse motivo é tão importante que toda a família tenha bons hábitos alimentares, pois, como as crianças começam a ter autonomia, é muito mais fácil quando veem os pais comendo, eles sintam vontade de comer aquele alimento, do que simplesmente lhes seja oferecido enquanto os pais comem outra coisa. O exemplo é tudo!

É justamente nesse estágio que o seu filho vai querer comer a comida do seu prato. Para ele, é muito mais atrativo comer junto com você o seu alimento do que a comidinha dele, mesmo que seja igual ao que está no prato dele. Por essa razão é tão importante que você também mantenha os hábitos alimentares o mais saudável possível.

A criança ainda não tem discernimento para analisar o que é saudável ou não, então se você estiver comendo uma banana ou um bolo de chocolate, ela vai querer, assim como vai querer qualquer coisa porque você está comendo. A questão não é o alimento, mas sim o exemplo de quem ele mais ama, seja a mãe, o pai, a avó, o irmão. Não interessa qual é o alimento.

> A criança será o reflexo da sua alimentação. Ela vai comer o que a família come.

Vai ficando cada vez mais difícil dizer para uma criança comer frutas se a casa não come uma sequer, mesmo que essa fruta tenha sido oferecida na introdução alimenta e que a criança tenha aceitado. Porém, ao longo do tempo, ela vai deixando de comer, o que é natural, já que o exemplo está em casa.

Crianças com um ano de idade já podem consumir sal em pequenas quantidades. Outro alimento liberado nesse período é o leite de vaca e seus derivados, como iogurte, manteiga e queijos. Eles podem ser acrescentados nos lanchinhos. Por exemplo, uma fruta com iogurte, uma vitamina de frutas, um pedacinho de queijo, tudo isso irá ajudar a complementar os lanches.

Outro ponto importante a ser observado é o suco. Aqui, ele é permitido sim, mas não no comecinho da introdução alimentar como já mencionei. Ofereça suco natural ou aqueles integrais, que não tem nada na composição além da fruta, e mesmo que ele já seja permitido, opte sempre por oferecer a fruta e não o suco dela, uma vez que ele não é um alimento que vai enriquecer nutricionalmente a dieta da criança. Porém, se é um hábito da família tomar suco natural sem açúcar no lanche, por exemplo, lógico que ela também poderá ingeri-lo, lembrando sempre de fazê-lo em pouca quantidade.

OPÇÕES DE LANCHES

Nesse estágio já são liberados os pãezinhos, tapioca, biscoito de polvilho caseiro, bolo sem açúcar, panquecas... Nesse momento, você poderá abusar das receitinhas nos lanches e café da manhã. Você pode colocar algumas opções para ir modificando e o cardápio ficar mais atrativo.

Ofereça uma torta de legumes ou um estrogonofe, até porque leite e creme de leite também já podem. Muita coisa deve ser liberada porque a criança vai ingressar no ambiente alimentar do restante da família, porém ainda existem alguns alimentos que devem esperar até que ela completar dois anos.

E quais seriam esses alimentos? O primeiro é o açúcar, e acredito que você já saiba o porquê. Nenhum tipo de açúcar deve ser oferecido à criança até, no mínimo, dois anos de idade, pois ele altera o paladar dela, e é exatamente nesse momento que ele está sendo formado.

Nenhum alimento que contenha açúcar deve ser oferecido também. Assim como qualquer alimento ultraprocessado, tais como embutidos, adoçantes, doces, salgadinhos, refrigerantes, bolachas... O mel e o café também devem ser deixados de lado nesse momento.

E mesmo que o seu filho não esteja aceitando bem algum alimento, nada de dar nenhum dentre os citados só para vê-lo comendo algo. Combinado? Vamos continuar oferecendo o melhor alimento, dando o exemplo e criando algo lúdico e atrativo para que cada refeição seja saudável e divertida.

Você precisa incentivar e cativar essa criança no mundo da alimentação e dos alimentos saudáveis, e ter cada vez mais vontade e interesse de comer junto com ela. Vale a pena!

2

QUANDO COMEÇAR O CAFÉ DA MANHÃ?

Outra mudança que ocorre quando o bebê faz um ano é a introdução do café da manhã. Antes eram apenas duas frutas nos intervalos do almoço e jantar, e a partir de agora haverá mais uma refeição.

A criança está cada vez mais inserida no âmbito familiar e no comportamento alimentar de seus entes queridos, e o café da manhã é uma das principais refeições não só por causa dos alimentos, mas também pelo costume de estarem todos reunidos no início do dia e por ser um hábito saudável!

Aqui em casa, por exemplo, era um costume que eu não tinha, mas que fui adquirindo depois que a Júlia nasceu. Fui percebendo a importância desse momento, então sempre dá tempo de mudar. Agora existe uma nova realidade na sua casa: tem um bebê de um ano que precisa que você mude ou aperfeiçoe os hábitos alimentares da família para que ele cresça com mais e mais saúde.

Eu amo o café da manhã e acho que ele é a pedra fundamental na construção do hábito saudável, desde se sentar à mesa com a família, o prazer de comer os alimentos e começar o dia de forma benéfica.

Para um café da manhã completo é sempre importante que haja uma fruta, uma fonte de proteína (que pode ser leite, iogurte, queijo, ovo, patê de frango...), e um carboidrato (um pão, tapioca, panqueca, bolo simples sem açúcar, pão de queijo, torrada...). Lembrando que quanto mais caseiro melhor.

Talvez você esteja se perguntando: "Mas Camila, eu vou pôr tudo isso no café da manhã? Ele não vai comer de jeito nenhum! É muita coisa!" Calma que não são essas as quantidades. Lógico que você não vai servir um pão francês e um mamão inteiros e ainda um copo enorme de leite. Nada disso. É um pouquinho de cada coisa, a fim de construir e reforçar o hábito do café da manhã, portanto, será um pedacinho de pão, uma fruta picadinha e um iogurte, por exemplo.

> Não é quantidade e sim a qualidade do café da manhã.

Para estimulá-lo, ofereça um pouquinho de cada alimento e sempre varie, oferecendo outros. Lembre-se de não deixar a fruta de lado, pois é nessas horas que se comete um dos maiores erros: como estão disponíveis o leite, o pão ou uma panqueca, por exemplo, fica muito mais fácil excluir a fruta.

E mesmo que o seu filho não coma, mantenha uma fruta sempre exposta para que ela não seja esquecida.

DIFERENTES TIPOS DE LEITE E SUAS RECOMENDAÇÕES

Outra dúvida que sempre aparece nessa fase é sobre o leite materno: continuar ou não durante a introdução alimentar? O leite materno é riquíssimo nutricionalmente e traz muitos benefícios para a criança, portanto ele deve continuar até os dois anos ou mais.

Ele é o principal alimento até um ano e depois disso se torna um complemento. Se, por algum motivo, você não conseguiu fazer o aleitamento materno exclusivo até os seis meses, terá à disposição a fórmula infantil.

Existem inúmeras fórmulas no mercado, e não existe a perfeita ou a ideal. A melhor será aquela à qual o seu bebê irá se adaptar. Para cada fase existe uma específica e entre elas também têm diversas outras; por exemplo, a criança que tem alergia à proteína do leite de vaca terá que tomar uma exclusiva para o seu caso. Por isso é importante que o pediatra e o nutricionista indiquem a melhor para o seu bebê!

Então, depois que a criança completa um ano de idade, ficamos na dúvida quanto a qual leite devemos dar. Se estiver em aleitamento materno, continue, e não tem necessidade de adicionar nenhum outro leite. Se a criança está tomando a fórmula infantil, ainda não se adaptou bem à introdução alimentar e está com dificuldades, então devemos manter a fórmula e melhorar a alimentação para que possamos trocar o leite.

Agora, caso o seu filho já tenha completado um ano, está comendo muito bem (variedades e não quantidade), então passemos para outro leite, ou seja, não precisará mais da fórmula infantil.

Depois que mudamos o leite, uma criança que não tem mais aleitamento materno vai para o leite de vaca. Na hora de comprar um leite de caixinha, por exemplo, pesquise se tem muitos conservantes. Opte por aqueles que tenham apenas o leite de vaca. Também pode ser leite em pó, porém deve-se ter muito cuidado ao comprá-lo; existem alguns no mercado que são compostos lácteos, o que é totalmente diferente.

Os compostos lácteos são produtos ultraprocessados, que, por sua vez, não são recomendados e não devem ser oferecidos para crianças menores de dois anos. Portanto, não devemos servi-los como continuação da fórmula infantil, porque não o são. E tome cuidado na hora da adquiri-los. Leia atentamente o rótulo para não comprar errado!

> Depois de um ano, o leite se torna um complemento. Ele estará presente sim, mas como um adicional na alimentação, não como alimento principal.

Agora você já sabe que o leite materno é o melhor de todos em qualquer momento. Se consegue amamentar, independentemente da idade, pode manter e não precisa oferecer outro leite.

Hoje em dia é muito comum encontrarmos os "leites" vegetais (entre aspas porque não podem ser considerados leites já que não vêm de um mamífero e sim de amêndoas ou de arroz, então o nome correto é "bebida vegetal"), que podem ser uma opção, não como substitutos do leite, mas para usarmos em preparações como bolo ou panqueca.

Pode sim oferecer, mas que ele não substitua nenhum outro leite ou fonte de cálcio. Eles podem ser enriquecidos com cálcio. Não são todos, mas o cálcio disponível ali não é totalmente absorvido pelo organismo.

Sobre as farinhas lácteas, também não são recomendadas. Não há necessidade em incluir na alimentação da criança. A farinha láctea é basicamente farinha e açúcar, ou seja, é um potinho de calorias que não agregarão nutrientes para a criança.

Infelizmente temos uma cultura de anos atrás, ainda bem enraizada, pregando que esses farináceos são ótimos e que precisamos oferecê-los aos nossos filhos porque contêm diversas vitaminas, e isso não é verdade. As vitaminas e os minerais estão presentes nos alimentos de verdade. Esses farináceos são puro açúcar e não têm nenhum outro objetivo a não ser aumentar as calorias da refeição.

HORA DE IR PARA A ESCOLA: O QUE COLOCAR NA LANCHEIRA?

Já vimos até agora que lanches antes de a criança completar um ano de idade são constituídos apenas de frutas. Não tem conversa, apenas frutas! Para que o bebê aprenda a comê-las. Depois disso, o lanche receberá um complemento, assim como colocamos o café da manhã e o incrementamos. A fruta deve sim estar presente para continuar estimulando e incentivando seu consumo, mas você vai adicionar outros alimentos.

Quando a criança começa a ir para a escola, na hora de montar o lanchinho ficamos cheios de dúvidas: "O que vou mandar na lancheira que seja saudável?"

Seu filho vai passar boa parte da semana lá, criando uma rotina, e encontrar uma escola que se preocupe com a alimentação saudável é fundamental.

Caso a escola na qual o seu filho vai estudar não tenha essa percepção, você, como mãe, e agora munida das informações corretas, poderá sugerir o que seria mais saudável ou não para manter no cardápio da escola.

Agora vamos montar o lanche do seu filho. Começaremos sempre com uma fruta, em seguida um carboidrato, uma proteína e a água. Lembrando, mais uma vez, que ele não precisa de suco, por mais que seja natural. Incentive-o a beber água.

Outra opção é a água de coco, não como um substituto da água, mas como um complemento, que pode sim estar presente em alguns momentos.

As frutas podem e devem ser variadas, e o carboidrato e a proteína quanto mais caseiros, melhor. Se forem industrializados, veja o rótulo primeiro; certifique-se de que a lista de ingredientes contém o mínimo de adicionais químicos possível.

> Tudo o que se faz em casa
> é mais saudável.

Certa vez, em uma reunião de pais, uma mãe começou a relatar que, durante seis meses, mandava frutas para o lanche de seu filho e as frutas sempre voltavam na lancheira, do mesmo jeito que iam. Ela já estava ficando desesperada até que um dia ele comeu, e no outro também e no outro e nos seguintes. Ela fez isso como uma forma de incentivo, e disse às outras mães: "Não desistam! Mesmo depois de seis meses mandando e voltando a fruta para casa, o meu filho começou a comer. Tudo isso porque eu não desisti".

E essa é a grande questão: não podemos desistir quando o assunto é promover hábitos saudáveis aos nossos filhos. É importante saber que, por mais que eles digam "não" algumas vezes, nós devemos continuar tentando, estimulando, expondo-os aos alimentos, e assim, além de contribuirmos para o crescimento e desenvolvimento deles, também estaremos afastando a possibilidade de que se tornem crianças seletivas.

Sobre esse assunto, a seletividade alimentar, quero lhe convidar a embarcar no nosso próximo projeto que abordará exatamente essa questão.

A seletividade alimentar é caracterizada por recusa alimentar, pouco apetite e desinteresse pelo alimento. Geralmente, é um comportamento típico da fase pré-escolar; no entanto, se não ficarmos atentos, ela pode persistir ainda mais e perdurar durante toda adolescência e fase adulta.

Claro, aqui você já tem um guia prático para lhe auxiliar no que realmente precisa ser feito para aproveitar ao máximo essa fase apaixonante que é a introdução alimentar e, empregando o passo a passo que forneci nesse livro, você pode afastar o fantasma da seletividade. Contudo, caso isso não aconteça, não se preocupe, eu lhe ajudarei a vencer esse obstáculo.

Posso contar com você?

Até breve!

BIBLIOGRAFIA

Guia prático de alimentação da criança de 0 a 5 anos/ Sociedade Brasileira de Pediatria. Departamentos Científicos de Nutrologia e Pediatria Ambulatorial. São Paulo: SBP, 2021.

MARTINS, Fran. *Conheça os doze passos para uma alimentação saudável na primeira infância. GOV.BR*, 2022. Disponível em: <https://www.gov.br/saude/pt-br/assuntos/noticias/2022/julho/conheca-os-doze-passos-para-uma-alimentacao-saudavel-na-primeira-infancia> Acesso em 12 abr. 2023.

Livros:

LAMOUNIER, Joel Alves; WEFFORT, Virgínia Resende Silva. *Nutrição em Pediatria: da neonatologia à adolescência.* São Paulo: Editora Manole, 2019.

ESCRIVÃO, Maria Arlete Meil Schimith; OLIVEIRA, Fernanda Luisa Ceragioli; PALMA, Domingos; SCHOR, Nestor; SZLAK, Carlos David. *Nutrição clínica na infância e na adolescência.* São Paulo: Editora Manole, 2009

ARAÚJO, Aline Figueirôa Chaves; BARBOSA Janine Maciel; LIMA, Tarciana Maria; PINTO, Isabel Carolina da Silva; VASCONCELOS, Maria Josemere de O. Borba. *Nutrição clínica: obstetrícia e pediatria.* São Paulo: Medbook, 2011.

Impressão e Acabamento | Gráfica Viena
Todo papel desta obra possui certificação FSC® do fabricante.
Produzido conforme melhores práticas de gestão ambiental (ISO 14001)
www.graficaviena.com.br